国家癌症中心肿瘤专家答疑丛书

应对 骨与软组织肿瘤 专家谈

YINGDUIGUYURUANZUZHIZHONGLIU

ZHUANJIATAN

于胜吉 主编

中国协和医科大学出版社

图书在版编目（CIP）数据

应对骨与软组织肿瘤专家谈 ／ 于胜吉主编. —北京：中国协和医科大学出版社，2013.10

（国家癌症中心肿瘤专家答疑丛书）

ISBN 978-7-81136-928-1

Ⅰ．①应…　Ⅱ．①于…　Ⅲ．①骨肿瘤-诊疗　Ⅳ．①R738.1

中国版本图书馆 CIP 数据核字（2013）第 178065 号

国家癌症中心肿瘤专家答疑丛书

应对骨与软组织肿瘤专家谈

主　　编：于胜吉
责任编辑：吴桂梅

出版发行：**中国协和医科大学出版社**
　　　　　（北京东单三条九号　邮编 100730　电话 65260378）
网　　址：www.pumcp.com
经　　销：新华书店总店北京发行所
印　　刷：北京佳艺恒彩印刷有限公司

开　　本：710×1000　1/16 开
印　　张：14.75
字　　数：160 千字
版　　次：2014 年 4 月第 1 版　　2014 年 4 月第 1 次印刷
印　　数：1—5000
定　　价：29.80 元

ISBN 978-7-81136-928-1

国家癌症中心肿瘤专家答疑丛书

编辑委员会

顾　　问：

陆士新　孙　燕　程书钧　詹启敏　赫　捷　林东昕

殷蔚伯　余子豪　储大同　唐平章　赵　平　王明荣

王绿化　程贵余　周纯武　乔友林　孙克林　吕　宁

李　槐　李长岭　齐　军　徐震纲　孙　莉　吴　宁

吴健雄　李晔雄　王贵齐

丛 书 主 编：

董碧莎

丛书副主编：

马建辉　王子平　王　艾　徐　波　于　雷

分 册 主 编（按姓氏笔画排序）：

万经海　于胜吉　马建辉　王子平　王成锋

王晓雷　石远凯　吴令英　吴跃煌　寿建忠

张海增　李正江　李　斌　易俊林　徐兵河

袁兴华　高树庚　蔡建强

策 划 编 辑：

张　平

国家癌症中心肿瘤专家答疑丛书

应对骨与软组织肿瘤专家谈

主　编： 于胜吉

副主编： 张宏图　王维虎

编　者（按姓氏笔画排序）：

于胜吉	王　力	王　铸	王　燕	王子平
王文卿	王佳玉	王珊珊	王海燕	王维虎
王憨杰	车轶群	丛明华	冯勤付	叶智斌
叶霈智	田爱平	乔友林	刘　炬	刘　敏
刘　婷	刘　鹏	刘跃平	吕　宁	孙　莉
朱　宇	毕新刚	许潇天	闫　东	齐　军
吴　宁	吴秀红	吴宗勇	吴晓明	张宏图
张海增	张燕文	张鑫鑫	李　宁	李　槐
李树婷	李峻岭	李彩云	李喜莹	杨宏丽
周冬燕	易俊林	林　蒙	郑　容	姚利琴
姚雪松	宣立学	赵方辉	赵东兵	赵京文
赵国华	赵振国	赵维齐	徐　波	徐立斌
徐志坚	耿敬芝	袁正光	高　佳	黄初林
黄晓东	彭　涛	董莹莹	董雅倩	蒋顺玲
韩彬彬	鲁海珍	魏葆珺		

近些年来，随着我国的城镇化和人口老龄化不断加快，"癌症"这个词汇越来越频繁地出现在各种媒体，成为大众关注的话题。据统计，从世界范围来看，癌症发病率约以年均 3% 左右的速度递增，现已成为人类第一位死因。《2012 中国肿瘤登记年报》统计，我国每年新发癌症病例 350 万，约 250 万人被癌症夺去生命。今后 10 年，中国的癌症发病率与死亡率仍将继续攀升。癌症耗费了大量的卫生资源，给整个社会造成了巨大的压力，也给癌症患者和家庭带来了身体上和精神上的痛苦以及沉重的经济负担。由于大多数晚期癌症疗效欠佳，所费不菲，这使得大众误以为所有的癌症都难以治愈且代价高昂，由此对癌症产生了恐惧心理。然而事实上并非如此，国际抗癌联盟（UICC）2010 年发表的研究结果，1/3 的癌症是可以预防的，1/3 的癌症是可以治愈的。如果能做到积极预防、及早发现、规范治疗，大多数癌症是有希望治好的。

在这场人类与癌症之间展开的没有硝烟的战斗中，仅仅凭借医务人员的努力是远远不够的。作为抗击癌症的主力军，医务人员不仅需要在治疗病患方面尽心竭力，还要将正确的抗癌知识通过各种形式的科普宣传与社会各界所有关心抗癌事业的人士分享，让更多的人正确的认识癌症。要将全社会各个层面的医疗活动的参与者都吸引到这个抗击癌症的队伍中来，政府、社会、防治机构、医务人员、研究人员、患者和家属，以及各界的热心人士携手并肩，汇聚力量，共同抗击癌症。

中国医学科学院肿瘤医院作为国家癌症中心的依托机构，拥有专业的医疗团队和先进的医疗水平，在肿瘤预防、肿瘤研究、早诊早治、多学科综合治疗等领域都做了大量的工作，取得了很多成绩。中国医学科学院肿瘤医院很早就认识到肿瘤防治需要社会的广泛参与，认识到防癌科普宣传的重要意义，长期以来不遗余力的通过报纸、电视、出版物、公益活动等多种形式普及癌症的防治知识。《国家癌症中心肿瘤专家答疑丛书》就是中国医学科学院肿瘤医院的名医专家们为大众奉献的一部内容新颖、形式生动的防癌科普丛书。

这部科普丛书涵盖了常见的 18 个癌种，通俗易懂、图文并茂，从癌症预防、研究到临床等多个不同角度深入浅出地解析肿瘤防治知识。充分体现了作者们传播健康生活方式、倡导正确防癌治癌的理念。希望广大读者能从中受益，拥有更加健康、更高质量的生活，享受更加美好的明天。

中国科学院院士

中国医学科学院肿瘤医院院长

2013 年 12 月

前言

　　从全球发达国家癌症的发病规律中，我们看到癌症的发病率在一定阶段随经济的快速发展而呈增长趋势。在社会、人们给予普遍重视并采取相应措施之后，发病状况将逐渐趋缓。人类在攻克癌症的科学探索中取得的每一点进步，都将对降低癌症的发病率、提高癌症的治愈率起到不可低估的作用。我国目前正处在癌症的高发阶段，我们常常听到、看到以及周围的同事、亲友都有癌症发生，癌症离我们越来越近，癌症就在我们身边。癌症究竟是怎么回事，怎样才能减少患癌症的风险，得了癌症怎么办……，这些都是癌症患者、家属乃至大众问得最多的问题。为了帮助大家解除疑惑，了解更多相关知识，在癌症的治疗、康复和预防上给予专业性的指导，我们编写了这套丛书，希望能够协助患者、家属正确面对癌症，以科学的态度勇敢地与医务工作者共同战胜疾病。

　　《国家癌症中心肿瘤专家答疑丛书》（以下简称《丛书》）包括肺癌、胃癌、结直肠癌、肝癌、食管癌、膀胱癌、胰腺癌、淋巴瘤、肾癌、乳腺癌、宫颈癌、卵巢癌、鼻咽癌、下咽癌、喉癌、甲状腺癌、脑瘤、骨与软组织肿瘤等18种常见癌症，分为18个分册，方便读者选用。《丛书》以癌症的诊断、治疗、预防和康复为主线，介绍了癌症的临床表现、诊断、治疗方法、复查、预防与查体、心理调节以及认识癌症、病因的探究、如何就诊等相关内容。书后附有治疗癌症的案例供读者参考。书中内容均为当前在癌症预防、诊断、治疗、科研中的最新成果。例如，对一些癌症目前正在探索中的方法进行了客观的介绍；对于癌症的发生原因，也尽量将复杂的专业问题以简洁的语言呈现给读者。书中的观点、方法均以科学研究与

1

临床实践为依据，严谨准确，坚决杜绝用伪科学引导、误导读者，帮助患者适时的选择治疗方法正确就医、康复。《丛书》中应读者需要还纳入了有关营养饮食、心理调节内容，在癌症的治疗康复中扩大了医疗之外的视野，提示患者和家属应更加关注合理的饮食和心理调节的重要性。为了更加贴近患者和家属，《丛书》采取了问答形式，读者找到问题便可以得到答案，方便读者使用。书后的"名家谈肿瘤"，是本书的另一特色，这些权威实用的科普内容，是专家们多年科学研究的成果和临床诊疗经验的总结，是奉献给读者的科普精粹。

《丛书》各册的主编都是长期工作在临床一线的医生，参加《丛书》撰写的作者都是活跃在本专业领域的中青年专家、业务骨干。部分资深专家也加入到编者行列，为了帮助癌症患者，普及科学知识，大家聚集在一起，在繁忙的临床科研教学工作中挤出时间撰写书稿。有的分册在编写前还向患者征集问题或将初稿送患者阅读修改。每本分册都是专家与读者的真诚对话，真心交流，字里行间流露出专家对读者的一片热忱、一份爱心。《丛书》的编写覆盖了肿瘤内科、外科、麻醉、诊断、放疗、病理、检验、药理、营养、护理、肿瘤病因、免疫、流行病学等肿瘤临床、肿瘤基础领域的专业知识，参编专家100余人。有些专家特为本书撰写的稿件已经可以自成一册，因为篇幅所限，只摘取了其中少部分内容。大家都有一个共同的心愿：为读者提供最好的读物。我们邀请肿瘤知名专家陆士新、孙燕、程书钧、黄国俊、屠规益、殷蔚伯、储大同、唐平章、赵平为《丛书》撰稿，他们都欣然同意，在百忙中很快将稿件完成。《丛书》是参与编辑人员集体的奉献。在书稿的编写出版过程中还有很多令人感动的故事，点点滴滴都体现了专家们从事医学科学的职业追求和职业品格，令人敬佩，值得学习。在此，对参加《丛书》撰写的专家、学者及所有人员表示衷心的感谢！还要特别感谢原中国科普研究所所长袁正光教授，从另一角度补上了癌症患者应如何对待死亡一页，为我们能够正视死亡、坦然面对死亡揭开了一层面纱。策划编辑张平同志，在18本《丛书》的组稿、修改、协调、联络全过程中发挥了中心作用，做出了重要贡献，在此对她表示感谢！

　　《丛书》作为科普读物还存在着许多不足，由于专家们希望为读者提供更多的专业知识，书中的内容、用语仍然偏专业些，为此在每册书的最后都列出了一些专业名词解释，有助于读者进一步学习相关专业知识，提高科学认知。

　　最后，希望《丛书》能够给予读者更多的帮助。患者在这里可以找到攻克癌症的同盟军，我们将共同努力，为战胜疾病、恢复健康而奋斗。作为科普读物，本书还有诸多不足，请广大读者给予指正。

丛书主编
国家癌症中心副主任
中国医学科学院肿瘤医院党委书记
2013 年 10 月 1 日于北京

目 录

四、复查与预后篇

五、 心理调节篇

六、 预防篇

七、 认识骨与软组织肿瘤篇

八、 肿瘤病因探究篇

一、临床表现篇

1. 什么是临床表现？

临床表现是指患者得了某种疾病后身体发生的一系列异常变化。临床表现包括症状和体征。所谓症状就是指患者主观感觉的身体不适或异常表现，如头痛、乏力、吞咽困难等；而体征则是指由医生通过视诊、**触诊**、叩诊、**听诊**查到的客观异常表现，如**听诊**时听到的心脏杂音、**触诊**时触到的肝大或脾大等。

每位患者的临床表现会因疾病类型的不同使所表现的症状和体征也不尽相同，如普通感冒，患者主要症状表现为鼻塞、流涕、喉痛，偶有发热，而无明显的体征。大叶性肺炎的主要症状为咳嗽、咳痰、发热伴有胸痛，同时也会有明显的体征，如医生在患侧胸部可听到湿啰音。

2. 早期的骨肿瘤有什么临床表现？

疼痛是恶性骨肿瘤的重要症状，疾病开始时为间歇性，后来发展成持续性，夜间明显。晚期时疼痛加重，影响工作、休息和睡眠，需要服用强镇痛剂。良性肿瘤病程缓慢，疼痛不重或没有疼痛。发生在脊柱的肿瘤可以引起放射性疼痛，按照部位不同可出现颈肩痛、肋间神经痛和腰腿痛。

骨肿瘤往往表现为逐渐长大的包块。良性肿瘤生长缓慢常不被发现，偶尔被查出却说不出开始的时间。包块对周围组织影响不大，关节活动很少有障碍。恶性骨肿瘤生长迅速，病史短，增大的肿瘤可有皮肤温度高和静脉曲张，位于长骨骨端、干骺端者可有关节肿胀和活动受限。位于骨盆的肿瘤可有便秘和排尿困难。位于长管状骨骨骺内的成软骨细胞瘤可以引起关节肿胀、积液、血沉及血象改变。位于扁平骨的尤文肉瘤可有红肿热痛、发热、血象增高。

有些良性骨肿瘤由于轻微的外伤可以导致骨折的发生，这种症状也是恶性肿瘤、骨转移瘤的常见表现。

3. 什么是恶病质？

恶病质是指人体显著消瘦、贫血、精神衰颓等全身功能衰竭的恶劣状况。多种疾病都可导致患者出现恶病质，包括恶性肿瘤、艾滋病、严重创伤、严重的败血症等，其中以恶性肿瘤导致的恶病质最为常见，称为肿瘤恶病质。

肿瘤恶病质是机体的代谢发生了紊乱，这种紊乱是多种因素引起的。与饥饿引起的脂肪丢失不同，恶病质患者不仅丢失脂肪，还丢失肌肉组织，且摄食并不能逆转恶病质患者的肌肉消耗。体重下降是恶病质患者最常见症状（体重下降超过 5% 表明正在发展为恶病质，体重下降超过 15% 则确认已经进入恶病质状态），除此之外，还包括食欲减退、疲劳、肌肉消耗、感觉及知觉异常、贫血和水肿等。

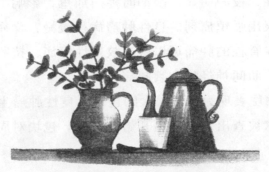

4. 出现了贫血、消瘦、厌食、发烧，是否已经到了骨肿瘤晚期？

恶性骨肿瘤的晚期可以表现为贫血、消瘦、食欲不振、体重下降、发热等症状。但是，出现上述症状的患者并不代表一定是骨肿瘤的晚期，一些其他疾病如感染性疾病等亦可以有类似表现，应尽快就医，以排除恶性骨肿瘤的可能。

5. 如何简单辨别良、恶性骨肿瘤？

骨肿瘤分为良性和恶性两大类。在日常生活中人们往往很难区分。有时会将恶性骨肿瘤当成良性，而错过治疗良机；或误把良性当成恶性，造成很大的思想压力。由此可见，辨清肿瘤的良恶性非常重要。那么，它们究竟有什么不同呢？

良性骨肿瘤常表现为先有肿块，无疼痛或疼痛较轻，生长速度比较缓慢，一般没有全身症状。肿块的界限清楚，其表面一般无改变，无或有轻微压痛。良性骨肿瘤不会出现全身转移。

恶性骨肿瘤一般表现为先有疼痛，后出现肿块，疼痛剧烈，夜间痛明显，肿块生长迅速，全身症状表现为发热、消瘦，晚期甚至出现恶病质。肿块的界限不清楚，可有红肿、压痛明显。恶性骨肿瘤晚期可有全身其他组织器官转移。

6. 青少年为什么要警惕生长痛？

青春期的孩子处于快速生长发育的高峰，经常会有生长痛的现象，这与骨肉瘤早期引起的疼痛相似。生长痛多是对称性疼痛，即两侧肢体同时疼痛，疼痛部位常常位于膝关节下方。70%以上的骨肉瘤发生在膝关节周围。其早期症状为运动时疼痛，患者在走路、跑跳、上下楼梯时会感到疼痛。这种疼痛没有规律，偶尔出现，时间长了疼痛部位还有胀痛感。随着疾病的进一步发展，则会出现休息时疼痛，即在非运动状态下也会感到疼痛，严重的甚至在夜间睡觉时被痛醒。

如果出现单侧一个部位的疼痛要注意观察，如果休息一段时间后疼痛仍然没有缓解，应尽快就医，以排除恶性骨肿瘤的可能。

7. 中老年人为什么要警惕腰背痛？

腰背痛常见于老年人，多数是因为骨质疏松、脊柱退变性骨关节病、骨质增生、腰椎间盘突出症等所致。然而也有不少人致病的根本原因是转移瘤和多发性骨髓瘤。

骨转移瘤好发于中老年人，40~60岁居多。常常有相应的肿瘤病史。有时原发肿瘤非常隐蔽，骨转移是唯一的临床表现。它起病虽然缓慢，但表现为进行性加重。开始为间断性，后变为持续性，休息不能减轻，特别是夜间疼痛明显，一般止痛药物不能缓解疼痛。也容易引起病理性骨折。所以对于老年患者，无明显原因的腰背痛、一般止痛药物不能缓解疼痛者，应考虑到转移瘤的可能，行骨扫描（ECT）、磁共振（MRI）等检查进一步明确诊断。

多发性骨髓瘤多见于50~60岁之间的中老年人。起病较缓慢，可有数月至数年无症状。骨骼疼痛是最常见的早期症状，多表现为腰骶骨、胸骨、肋骨疼痛。早期症状较轻，为游走性或间断性发作，后期骨痛症状加重。由于骨髓瘤细胞对骨质的破坏，容易引起骨折。也有的患者以贫血、肾功能异常为主要表现。因其表现错综复杂，早期易误诊，往往诊断时已有半年以上的病程。所以对于老年人出现骨痛，尤其伴有贫血或肾功能异常者，不能简单认为是老年性骨质疏松症，而应进行进一步检查。

8. 尤文肉瘤有哪些临床特点？

尤文肉瘤（Ewing 肉瘤）是儿童较为常见的原发恶性骨肿瘤，发病的高峰年龄在 10～20 岁，男性居多。最常见的临床表现是疼痛，可为间断性，常被患者忽略。多数患者有局部的肿胀，在部分患者中还会出现发热，因此易被误认为骨髓炎，部分长骨病变者还可合并病理性骨折。常发生于长骨和骨盆，经常侵犯骨干，最常见的发病部位为股骨远端的干骺端和股骨的骨干，还可发病于骨盆、脊柱、胸骨等中轴骨。

9. 发生于骨骼的造血组织肿瘤是一种什么肿瘤？有何表现？

发生于骨骼的造血组织肿瘤包括骨的恶性淋巴瘤和多发性骨髓瘤。

（1）骨的恶性淋巴瘤是一类罕见的肿瘤，约占恶性骨肿瘤的 5%，可发生于任何年龄，其中成年人多见，男性多于女性。绝大多数患者首发症状为局部疼痛，可表现为钝痛、胀痛，通常无明显特征，对症治疗往往无明显疗效。肢体可触及局部肿块并可见软组织肿胀，就诊原因常常因为局部外伤，因此，约有半数患者出现症状后很长时间才就诊。

（2）多发性骨髓瘤是一类以广泛的溶骨性破坏为特点的原

发性浆细胞恶性肿瘤，成年人多见，早期临床表现通常是疼痛，部位主要集中于脊柱、骨盆和胸廓，白天明显，卧床可缓解，负重活动时可加重疼痛。因此，中老年人较长时间不明原因的下腰痛，应想到有该病的可能。除此之外，还可合并有贫血、高钙血症及肾功能受损表现，少数患者还可有软组织的肿胀等。有一些骨髓瘤患者虽无临床症状，但尿和血清中可检出特定的蛋白，并可有无法解释的血沉增快或持续性的蛋白尿。

10. 骨巨细胞瘤是良性还是恶性？有何临床表现？

骨巨细胞瘤虽然被划分为良性肿瘤范畴，但由于其可发生恶变，故有人称之为潜在的恶性肿瘤，也有患者刚开始发病就是恶性骨巨细胞瘤。中国人发病率较高，且多见于成年人，无明显性别差异。典型的一般为单发，好发于长骨骨端，约50%的病变位于膝关节周围的上下两骨端。典型症状：①早期为疼痛但不剧烈，局部肿胀或肿块；②关节功能障碍；③局部皮温升高，静脉显露；④发生于脊柱的患者可引起椎体压缩骨折、脊髓损伤及截瘫。

11. 脊索瘤是恶性肿瘤吗？有何临床表现？

脊索瘤由胚胎残留的脊索组织发展而成，属低度恶性肿瘤，占原发恶性骨肿瘤的1%~4%，男性多见。该肿瘤好发于脊椎的两端，以骶骨脊索瘤占多数。脊索瘤多见于中老年人，临床症状决定于肿瘤的具体发病部位。其中骶骨肿瘤压迫症状较晚，典型表现为持续性慢性腰腿疼痛，夜间加重，病史一般较长，可达6个月以上，肿块向前方生长可压迫盆腔脏器，出现大小便障碍等症状；而肿块向后方生长挤压臀部肌肉，可较早触及肿块。较多患者可有直肠刺激症状，如排便习惯改变、里急后重等表现。

12. 骨内的血管瘤、脂肪瘤、脂肪肉瘤和平滑肌肿瘤是怎么回事？有何表现？

（1）骨的血管瘤：是由新生的毛细血管、海绵状血管或静脉血管构成的骨的良性病变，可呈肿瘤样变异或真正的肿瘤。有明显症状的血管瘤多见于青少年，可发生于身体的任何骨骼，其中最常见的部位为脊柱，尤其是胸腰段。大部分骨血管瘤患者初期没有明显表现或仅表现为隐痛，随着病变的发展，瘤体对骨质破坏的严重程度加剧，甚至出现骨折。

（2）骨内脂肪瘤：为起源于骨髓内脂肪组织的良性肿瘤，可发生于任何年龄，男性略多，长管状骨多见，一般为单发。通常骨内脂肪瘤的病程较长，大多无临床症状，少数可有局部疼痛，表现为局部轻微疼痛或胀痛，部位表浅的病骨可触及膨胀隆起。

（3）骨内脂肪肉瘤：为罕见的原发于骨髓内脂肪组织的恶性肿瘤，通常认为多数起源于脂肪组织细胞，而非脂肪瘤恶变。可发生于各个年龄组，其中分化不良的黏液瘤型发病年龄较小，发病部位位于长管状骨干骺端。症状表现为局部疼痛，可随肿瘤生长而疼痛加重，并可呈持续剧痛，尤其以夜间为重。

（4）骨的平滑肌肿瘤：为来源于骨髓腔内营养血管壁中层的平滑肌细胞。多发生于中年男性，以膝关节周围最为多见。临床表现为疼痛或无痛性肿块，病程通常较长，常迁延不愈，肿块质硬，有轻压痛，边界不清，肿胀可十分明显。

13. 纤维组织细胞肿瘤发生于骨骼时是什么疾病？有何表现？

骨的良性纤维组织细胞瘤是起源于间充质细胞的良性疾病，又称黄色瘤或纤维黄色瘤。较为少见。男女发病率相似，以长管状骨多见。局部可有严重疼痛及肿胀。

骨的恶性纤维组织细胞瘤为起源于间充质细胞的高度恶性的肿瘤。临床上好发于中年男性，四肢最为多见，也可见于骨盆和脊柱。容易肺转移，肿瘤复发率较高。肿瘤病程较缓慢，可持续几个月或数年，早期症状轻微，可有自觉疼痛后局部逐渐出现的肿胀或肿块，也有呈无痛性逐渐生长的肿块。

14. 软组织肿瘤最常有哪些临床表现？

（1）肿块：患者常出现肿块，有的不痛，可持续数月或一年以上。肿块大小不等。恶性肿瘤生长较快，体积较大。摸起来软硬不一。

（2）疼痛：恶性程度高的肉瘤因生长较快，常伴有钝痛。如果肿瘤累及邻近神经，则疼痛为首要症状。肉瘤出现疼痛常提示预后不佳。

（3）部位：纤维源性肿瘤多发于皮下组织；脂肪源性肿瘤多发生于臀部、下肢及腹膜后；间皮瘤多发生于胸、腹腔；平滑肌源性肿瘤多发生于腹腔及躯干部。滑膜肉瘤则易发生于关节附近。

（4）活动度：良性及低度恶性肿瘤生长部位常表浅，活动度较大。生长部位较深或周围组织浸润的肿瘤，其活动度较小。

（5）温度：软组织肉瘤的血供丰富，局部皮肤温度可稍高，摸上去发烫。

（6）区域淋巴结：少数软组织肉瘤可沿淋巴道转移。

15. 身体上发现无痛性肿块该怎么办？

无意中发现肢体上长了个肿块，这是不是恶性肿瘤呢？需不需要去医院呢？为了解决这个问题我们要从以下几个方面来观察这个肿物，从而做出正确的判断：①肿物的生长速度：良性的肿瘤长得慢，肿物一旦出现生长速度加快，短期内，比如一两个月、两三个月比以前大多了，成倍或几倍地长大，可能是恶变的表现；②肿物的边界：肿块边界清楚，大多属良性；相反则可能为恶性；③肿物的活动度：良性肿物活动度较大，比如脂肪瘤，很软，用手推得动；而恶性肿块活动度小，甚至不活动；④肿物表面有没有溃烂：体表肿物若发生破溃，伴局部感染，应怀疑恶性肿瘤；⑤肿物大小：肿物直径大于 5cm 者应警惕恶性。

通过以上几个方面的观察可以做出一个初步的判断，若倾向于恶性的特征，一定及时医院就诊。若倾向于良性的肿物，可暂时不去医院就诊，因为不少良性肿物不需要做手术，但也不要掉以轻心，还要继续严密观察。

16. 软组织尤文肉瘤有什么临床表现？

尤文肉瘤（缩写为 ES）/原始神经外胚层瘤（缩写为 PNET）是一类疾病，可以发生于骨，也可以发生于软组织，大多患者为青少年或青壮年，绝大多数患者不到 30 岁。部分 PNET 患者在 40 岁以上，而且男性较为多见。ES/PNET 可以发生于全身任何部位，最常见于四肢的深部软组织中，主要见于大腿和臀部，其次是上臂和肩部。生长于椎旁软组织和胸壁者，可出现疼痛。

17. 什么样的黑痣应警惕恶变？

大多黑痣是良性的、无害的，只有少数黑痣会发生恶变。临床研究发现，黑痣恶变为黑色素瘤的机率只有万分之一。

皮内痣一般不会恶变，交界痣、混合痣发生恶变的可能性相对较大。另外，生长在特殊部位，例如手掌、足底、脚趾、关节、生殖器、腰部等经常受力摩擦运动的部位，以及长期暴露在阳光及紫外线下的部位，如面、颈部的黑痣比较容易恶变。

通常采用所谓"ABCD"的方法来区别黑色素瘤与普通黑痣，"ABCD"代表四种象征，即不对称性、边缘、颜色、直径的英文单词的第一个字母。

（1）不对称性（asymmetry）：普通痣两半是对称的，而恶性黑色素瘤两半不对称。

（2）边缘（border）：普通痣的边缘光滑，与周围皮肤分界清楚，而恶性黑色素瘤边缘不整齐，呈锯齿状改变。另外，表面粗糙伴鳞形或片状脱屑，有时还有渗液或渗血，病灶高于皮肤。

（3）颜色（color）：普通痣通常是棕黄色、棕色或黑色，而恶性黑色素瘤会在棕黄色或棕褐色基础上掺杂粉红色、白色、蓝黑色。其中，蓝色最为不祥，白色则提示肿瘤有自行性退变。结节型恶性黑色素瘤总是呈蓝黑色或灰色。

（4）直径（diameter）：普通痣直径一般小于5毫米，而恶性黑色素瘤直径一般大于5毫米。

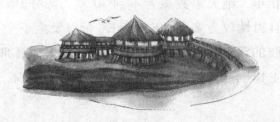

二、诊断篇

18. 骨肿瘤相关的化验检查有哪些?

骨肿瘤相关的化验检查包括血尿常规、生化检测和其他项目,有助于诊断及鉴别。阳性结果和阴性结果同样重要。

(1)血尿常规:良性肿瘤血常规均正常,恶性肿瘤则常有变化,如尤文肉瘤,白细胞总数可增高,转移瘤和骨髓瘤常有贫血。尿中含有本-周蛋白、蛋白尿则为骨髓瘤的特征表现。

(2)生化检验:骨发生肿瘤时正常代谢受到干扰,主要是表现在生化方面,包括血清钙、磷、总蛋白、碱性磷酸酶等,协助诊断。碱性磷酸酶:良性骨肿瘤病变范围小,碱性磷酸酶及血钙磷均正常,如恶变碱性磷酸酶可增高。主要包括:①尤文肉瘤患者乳酸脱氢酶往往增高;有新生骨时,碱性磷酸酶也可增高;②骨肉瘤患者碱性磷酸酶可增高,酶的增加程度还可预测**预后**、评价治疗效果及有无复发,此外白细胞有时也增高;③多发性骨髓瘤患者血钙、磷增高,球蛋白与白蛋白比值倒置,往往以贫血为首要症状;④转移瘤,乳腺、甲状腺及肾癌转移者血钙与磷增高;前列腺癌转移者酸性磷酸酶增高。

(3)血沉:骨肉瘤早期,或分化较好的骨肉瘤血沉可在正常范围内。瘤体过大,分化差,有转移者血沉加快。血沉可以作为骨肉瘤发展过程中动态观察指标,但并不十分敏感。

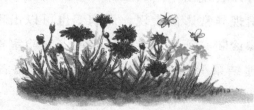

19. 脊柱原发肿瘤有哪些？怎样才能早期发现？

原发性脊柱肿瘤包括良性肿瘤和恶性肿瘤。原发良性肿瘤主要有骨软骨瘤、骨血管瘤、骨母细胞瘤、软骨瘤、神经纤维瘤、骨样骨瘤、软骨母细胞瘤；瘤样病变有嗜酸性肉芽肿、动脉瘤样骨囊肿、纤维异样增殖症、孤立性骨囊肿。原发恶性肿瘤中脊索瘤最多，其次为骨髓瘤、恶性淋巴瘤、软骨肉瘤、骨肉瘤、尤文肉瘤、恶性纤维组织细胞瘤、纤维肉瘤等。此外，骨巨细胞瘤在我国发病率较高，部分病例可出现局部复发、肺转移。

疼痛是脊柱原发性肿瘤最常见的早期临床症状。不同的部位可表现为颈肩痛、背痛、腰腿痛，以休息时的疼痛、夜间痛为特点，但脊柱恶性肿瘤患者一般疼痛剧烈，服用一般的止痛药难以缓解疼痛，甚至夜间难以入睡。一旦出现肢体麻木、无力等脊髓神经根受压的表现，患者病情可以在短期内迅速加重。因此，对于迅速出现的腰背剧烈疼痛或下肢的放射性疼痛、麻木，迅速出现肢体瘫痪的患者，应当警惕脊柱肿瘤的发生。通过 CT、磁共振（MRI）等检查有助于早期的诊断。

20. 临床病史及症状对影像学诊断有帮助吗？

人体的生理、病理状态极为复杂，因此疾病的影像诊断往往存在片面性。首先，不同的病变可以出现相似的影像特点，其次同一类病变也可以表现出不同的影像特征。而且少数情况下正常组织结构可以出现异常影像表现，而病变也可以出现完全正常的影像改变。影像诊断必须与患者临床表现、实验室检查、既往影像学资料、病理结果等信息相互结合，才能对患者进行准确诊断。因此，对于需要进行影像检查的患者，应向影像科医生提供尽可能详细的相关信息，如发病时间、临床症状、治疗经过、既往影像学资料、实验室检查、病理及细胞学检查结果等。

21. 通过影像学检查能够鉴别良恶性骨肿瘤吗？

影像学检查能够区分大多数骨肿瘤的良、恶性，并进行正确诊断。良性骨肿瘤常见表现为：①较少引起疼痛；②生长缓慢，不侵及邻近组织，但可引起压迫移位；③无转移病灶；④多呈膨胀性骨质破坏，与正常骨界限清楚，边缘锐利，骨皮质变薄、膨胀，但保持其连续性；⑤一般无骨膜反应；⑥多无软组织肿胀或肿块影。恶性骨肿瘤常见表现为：①常以疼痛为首发症状；②生长迅速，容易侵犯邻近组织、器官；③可有远处转移；④呈浸润性骨质破坏，病变与周围骨界限模糊，边缘不整，累及骨皮质，造成不规则骨质破坏与缺损，可有肿瘤骨；⑤多出现不同形式的骨膜反应，并可被肿瘤侵犯、破坏；⑥可出现软组织肿块，边界不清楚。

22. 患者体内有金属置入物，能做磁共振检查吗？

磁共振检查又称 MRI 检查，其检查设备含有高场强磁性物质，因此，患者体内有金属置入物可能会在 MRI 检查的磁场内出现吸引、移位，如金属置入物进入心脏、大血管或呼吸道等重要器官，可能会产生严重后果甚至危及生命。因此，体内有金属置入物如心脏起搏器、人工耳蜗、血管术后留有金属夹、金属支架，冠状动脉、食管、前列腺、胆道术后有金属支架者等不能行 MRI 检查。如患者体内有金属置入物为不含磁性的物质如纯钛，则可以行 MRI 检查。因此，对体内有金属置入物的 MRI 检查患者，首先应尽量取出金属置入物或改行其他检查，否则必须出具该金属置入物 MRI 检查安全性的相关证明，再由 MRI 检查医生酌情决定是否检查，以维护患者生命安全。

23. CT/MRI 增强扫描有什么作用？应该选择增强扫描检查吗？

CT 及 MRI 扫描均包括平扫及增强两种扫描方式。增强扫描是指在扫描过程中静脉注射造影剂后再进行扫描成像。正常组织、良性及恶性病变在增强扫描时，它们的强化方式、强化程度均存在较大差别，同时增强扫描使病变的范围及其与周围结构的关系显示地更为清楚，因此，十分有利于肿瘤病变的检出、定性诊断及肿瘤分期。对于所有已经怀疑为肿瘤疾病、又无相关**禁忌证**的患者，我们均推荐增强扫描方式进行检查。但对于肺癌**筛查**人群或健康查体者，则可以先进行平扫检查，根据结果再决定是否需要增强扫描。

24. 骨扫描、骨 X 线平片、CT 与 MRI 检查对骨原发肿瘤的诊断各有什么优势？

骨扫描、骨 X 线平片、CT 与 MRI 的影像学检查由于成像机制不同而各有其特点与优势。骨扫描检查对发现病灶的能力优于骨 X 线平片及 CT，而且能够显示全身骨骼是否正常，但判定病灶良恶性能力较弱。骨 X 线平片及 CT 都能够显示骨质破坏、钙化或骨化情况，骨 X 线平片设备普及，操作方便，费用低廉，而 CT 显示较骨 X 线平片更为准确，对软组织异常改变显示也较好，对大多数骨原发肿瘤的定性诊断 CT 检查更具优势。MRI 检查对软组织病变范围及骨髓侵犯显示清楚，但对骨化、钙化显示较差，因此在原发骨肿瘤定性诊断上存在不足，但少数病变存在特征性 MRI 表现，其诊断价值较高。一般来说，可首先选用骨 X 线平片进行简单的初步**筛查**，随后对怀疑病灶进一步行 CT 检查，此时对大多数原发骨肿瘤即可明确诊断。对少数 CT 诊断不清楚或因为治疗需要必须精确病变范围者，再做 MRI 检查补充。而对怀疑出现全身骨转移者，做骨扫描检查。

25. 怀疑骨转移的患者进行骨扫描检查后，还有必要做 CT 或 MRI 检查确诊吗？

骨扫描的原理是静脉注射骨显像剂，通过血液循环到达全身骨骼。由于炎症、肿瘤等情况下骨骼功能代谢与正常状态存在较大差异，导致骨骼对骨显像剂的吸收不一，造成骨扫描图像上出现异常的浓聚或稀疏区域，并能够被医生诊断。由于在骨骼疾病的早期就会出现功能代谢的异常，因此，骨扫描非常容易发现骨骼病变。举例来说，100 个骨转移病灶中，骨扫描能够发现 95 个以上病灶，发现骨转移病灶的能力远远高于 CT、骨 X 线平片等检查，所以骨扫描结果正常的患者，可以基本排除存在活动性骨转移病灶。但反过来说，当骨扫描出现异常就一定是骨转移吗？当然不是，骨骼的外伤、骨折、炎症或骨骼邻近组织病变等情况，都可能引起骨扫描结果出现异常。因此，骨扫描检查结果不典型时，往往需要询问患者详细病史，或进一步做 CT、MRI 检查协助诊断。

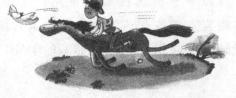

26. 影像报告有骨质破坏或软组织肿物就一定是恶性肿瘤吗?

不一定。骨骼炎症、良性肿瘤、恶性肿瘤或肿瘤样病变均可出现骨质破坏改变或软组织肿物。急性化脓性骨髓炎表现为多处分散不规则骨质破坏区,边缘模糊。慢性化脓性骨髓炎表现为骨质破坏区伴死骨形成。脊柱结核可出现周围软组织内冷性脓肿。良性肿瘤往往呈膨胀性骨质破坏,边界清楚,骨皮质连续,无软组织肿物。恶性肿瘤往往呈浸润性,边界不清楚,骨皮质中断,常伴有软组织肿物。因此,影像报告中出现骨质破坏或软组织肿物的描述,不代表一定是恶性肿瘤病变,还要结合其他征象并具体分析。

27. 骨肿瘤患者进行单项影像学检查,报告结果不能确定时应该怎么办?

由于不同的疾病可以出现相似的影像表现,而同一类疾病也可以出现不同的影像表现,因此,单一影像检查往往具有局限性,也可能存在诊断错误或遗漏的情况。总体来说,骨肿瘤患者影像诊断可以归类为:肯定为某种疾病、否定为某种疾病及可能为某种疾病,后两类诊断均不能对病变作出明确诊断。面对影像检查结果不能确定时,医生需要结合临床及患者自身情况进行综合考虑,评估可能存在的风险与收益,与患者共同选择最佳的方法。具体来说,有以下三种选择最为常见:①进一步影像学检查:由于影像学检查方法各有其优缺点与侧重方面,因此不同影像学检查之间优缺点可以相互弥补,如 CT 与 MRI 检查互补,可以同时准确显示病变骨质破坏特征和软组织内侵犯病变范围，此时往往能够得到准确诊断及分期；②结合临床其他检查综合诊断：骨肿瘤患者的诊断必须遵循临床、影像与病理相结合的原则，因此，当影像学不能明确诊断时，结合临床、组织病理或细胞学特征也常常可以得到准确的诊断结果；③影像学随诊观察：通过一定时间的影像学**随访**、观察，能够发现病变随治疗或其自身的变化规律，并进一步判断病变性质，但可能存在因**随访**时间过长，恶性病变进展、扩散的风险。因此，影像学随诊多用于倾向良性的病变，同时随诊时间不宜过长，而对于有恶性可能的骨肿瘤病变，采用影像学随诊必须非常慎重。

28. 骨肿瘤患者进行多种影像学检查，报告结果不一致时应该怎么办？

首先，由于不同影像学检查的机制与成像方法不同，不同的影像学检查方法均有优势及不足。其次，不同的诊断医生经验、能力及对病变认识上的差异，也可能导致对疑难病例的诊断存在差别。当患者进行多种影像学检查而报告结果不一致时，应当请有经验的影像科专业医生对各种影像结果进行综合会诊，全面考虑各影像检查方法的优劣，分析不同影像学检查的图像结果，作出准确、可靠的影像检查结论。

29. 软组织肿瘤常常需要做哪些检查？

软组织病变影像学常用的检查方法有超声、CT、MRI 等。超声可检查肿瘤的体积范围、包膜边界和瘤体内部肿瘤组织的回声，从而区别良性还是恶性。恶性者体积大而边界不清，回声模糊，如横纹肌肉瘤、滑膜肉瘤、恶性纤维组织细胞瘤等。超声引导下深部肿瘤的针刺吸取细胞学检查是一种经济、方便而又无损于人体的好方法。CT 具有对软组织肿瘤的密度分辨力和空间分辨力的特点，可以较清楚地判断软组织病变位置，了解病变与周围组织的关系。MRI 可以弥补 CT 的不足，它从各个切面把各种组织的层次同肿瘤的全部范围显示出来，对于腹膜后软组织肿瘤、盆腔向臀部或大腿根部伸展的肿瘤、腘窝部的肿瘤以及肿瘤对骨质或骨髓侵袭程度的图像更为清晰，是制定治疗计划的很好依据。

30. 软组织肿瘤患者一定要做磁共振检查吗？

磁共振（MRI）的软组织分辨率高。对于绝大多数软组织肿瘤患者，尤其是要行手术治疗的患者，磁共振是一定要做的。通过磁共振，医生可以从各个切面把各种组织的层次同肿瘤的全部范围显示出来，从而更好地了解肿块侵及的范围及与肿块周围重要组织结构（如血管、神经、骨骼等）的关系。MRI 检查软组织肿瘤的主要目的不在于确定肿瘤的组织类型，而是为查明病变的准确范围，以利于制定正确的手术方案。尤其现代手术治疗恶性软组织肿瘤的趋势是保留肢体切除肿瘤，而 MRI 能够准确地确定肿瘤的范围和解剖位置。因此磁共振对于软组织肿瘤的诊治很有参考价值。

31. 身上长的肉疙瘩为什么有时需要做骨扫描检查？

核素骨扫描技术（ECT）是利用某些核素可与骨结合的特性，采用核医学显像仪器探测体内被骨骼吸收的核素所发出的电磁射线，检测骨的形态、血供、代谢等异常的方法。对于体积较大、位置较深，疑有骨侵犯的患者，骨显像可准确预测软组织肿瘤的骨侵犯程度，此外还可用于检测局部和远处的骨转移。软组织肿瘤侵犯骨时有可能需要截除瘤骨，而若有远处骨转移则有可能不必行外科手术而改为以化疗为主的综合治疗了。因此，在某些情况下肉疙瘩是需要行骨扫描的，它可以帮助并指导医生做出最佳的治疗方案。

32. 影像学能够鉴别良性恶性软组织肿瘤吗？

软组织肿瘤繁多，影像学表现各有特点，通过影像学检查，能够对大部分的软组织进行定性诊断。总体来说，良性软组织肿瘤常表现为：①形态规则，边界清楚，无周围组织侵犯；②密度、信号、强化均匀；③无淋巴结或远处转移病灶；④影像学随诊无变化或极缓慢增大。恶性软组织肿瘤常表现为：①形态不规则，边界不清楚，或伴周围组织侵犯；②密度、信号、强化不均匀或环形强化；③可有淋巴结或远处转移病灶；④影像学随诊逐渐增大。

33. 软组织肿瘤患者为什么要做胸腹部的检查？

对于恶性的软组织肿瘤即软组织肉瘤来说，在进展期可以转移到身体的其他部位，如肺、肝、骨等。医生在对患者进行治疗前一定要清楚患者病情进展的情况，行胸腹部检查主要就是看肿瘤有无发生转移，这直接决定了医生对该患者的治疗方案。对于没有转移的患者，手术治疗是最好的治疗方法。然而对于已经转移的患者手术往往不是首选，对于这种患者，最好行以化疗为主的综合治疗来提高患者的生存期和生存质量。

34. 超声、CT 与 MRI 检查对软组织肿瘤的诊断各有哪些优势和局限性？该如何选择？

超声检查具有以下优点：①无放射性危害，属于无创性影像检查技术；②能够通过多方位、多角度观察、测量病灶；③实时动态显示，可以观察器官功能状态及血流动力学情况；④能够及时得到检查结果，并可以多次重复观察；⑤操作简单，检查费用不高；⑥高频超声探头对于颈部、乳腺、皮下软组织病变显示更为清楚。局限性在于：①对纵隔、腹、盆腔等深部器官显示较差；②对于仪器设备及操作医生技术水平依赖较高。CT 优势在于：①能够清楚显示骨质破坏、钙化、骨化及肺部情况，对软组织结构显示较好；②扫描时间短，检查速度较快，扫描范围较大，费用较 MRI 低廉。局限性在于：①存在放射性辐射危害；②软组织结构显示不如 MRI 清楚。MRI 检查优势在于：①对软组织内正常及异常显示极为清晰；②能够从多个方向对扫描范围内结构进行观察；③能够进行功能成像及生化代谢分析，进一步判断病变性质。局限性在于：①检查时间长，检查费用较高；②对钙化、骨化等结构显示不佳；③原则上体内有金属异物患者不能进行检查。一般来说，**对于软组织肿瘤病变 MRI 往往是首选的影像学检查方法**。对于有 MRI 禁忌证的患者或需要观察钙化、骨化等情况时，应选择 CT 检查。而对于浅表及皮下的软组织肿瘤病变，也可以选择超声检查。

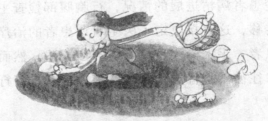

35. 骨及软组织肿瘤患者进行多种影像学检查，为什么对病灶大小描述不一致？

骨及软组织肿瘤患者进行多种影像学检查时，可能出现病灶大小描述不一致的情况。主要原因如下：①在不同影像检查的间隔时间内，病变自身大小发生改变。例如，炎症病变随着治疗迅速缩小；肿瘤病变进展、增大或出现出血、囊变、周围炎症等合并症；②不同影像学检查特性导致对病灶显示范围的不同。如骨X线片组织前后重叠明显，空间分辨率低，病变范围显示较差。CT检查对钙化、骨化等敏感，对骨质病变范围显示较好，对肺部病变显示也优于其他检查。MRI检查对软组织结构显示最为清楚，对软组织肿瘤的范围显示最佳；③医生对病变不同层面测量引起的差异。正侧位X线检查可以显示病变上下径、前后径及左右径；CT横断面检查可以显示病变最大截面的最大短径、最大相互垂直径，如果加做图像重建时还能显示最大上下径；MRI检查能显示病变最大上下径、前后径及左右径；超声检查往往测量病变最大径线长度；④不同影像检查显示病变层面差异，导致对病灶显示范围的不同。CT、MRI等影像检查以横断面成像为基础，即通过图像显示人体不同横断面的信息。由于每次检查扫描的起止点、扫描参数不可能完全一致，导致显示病变的横断面也不一致，进而出现测量误差。一般来说，除非病灶变化明显，否则不同影像学检查显示病灶大小是不能相互比较的，对于需要影像学随诊的病例，应尽量选择同一种影像学检查及相似的扫描参加进行随诊复查。

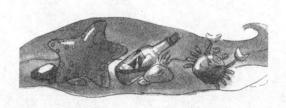

36. 什么是 PET-CT 检查？为何有些患者需要做 PET-CT 检查？

PET-CT 将 PET 与 CT 完美融为一体。由 PET 提供病灶详尽的功能与代谢等分子信息；CT 提供病灶的精确解剖定位。一次显像可获得全身各方位的断层图像，具有灵敏、准确、特异及定位精确等特点，可一目了然地了解全身整体状况，达到早期发现病灶和诊断疾病的目的。

对于高度恶性的肿瘤，容易出现局部淋巴结转移和远处转移。而且转移具有不确定性，规律性不强，且在发病初期，转移病灶往往比较微小。以往常规 CT、MRI、超声及 SPECT 骨显像等，灵敏度相对较低，常难以发现微小转移病灶，难以满足临床的诊断要求。

PET-CT 可以进行准确分期、寻找和发现转移病灶，从而指导制订肿瘤的治疗方案和疗效评价。

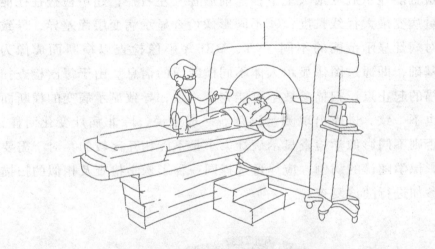

37. 软组织肿瘤手术后，影像检查如何鉴别肿瘤复发与术后改变？

软组织肿瘤切除术后，局部组织正常结构遭到破坏而消失，在术后 1~3 个月以内，往往以术区出血、水肿积液及炎症反应为主，而手术 3 个月以后术区出血、水肿及炎症逐渐吸收，出现慢性纤维组织增生及纤维化改变，并将长期保持稳定、不变。因此，医生常会要求患者在术后 1~3 个月时进行影像学检查，并以此作为手术后的基准和参照图像，以后定期影像学复查时均与基线图像比较，如果术区图像出现较大改变，就应该警惕有肿瘤复发的可能。除此之外，手术区域出现边界不清楚或不均匀强化的结节、肿块时，也提示局部肿瘤复发。

38. 什么是放疗后改变？影像学检查能够鉴别放疗后改变与肿瘤复发吗？

肿瘤放疗在放射线杀灭肿瘤组织的同时，也不可避免的损伤了周围正常组织。当肿瘤组织完全被杀灭后，仅少数情况完全由正常组织代替，而多数患者局部会出现放疗后改变。肿瘤放疗后 1~3 个月以内，放疗区域主要以组织水肿、活动性炎性细胞浸润及纤维细胞增生为主，而 3 个月后组织水肿、炎症基本吸收，以慢性纤维化改变为主，并长期保持稳定、不变。因此，通常要求患者在放疗后 1~3 个月时进行影像学检查，并以此作为放疗后的基准和参照图像，以后定期影像学复查时均与基线图像比较，如果放疗图像出现较大改变，或出现边界不清楚或不均匀强化的结节、肿块时，应警惕为局部肿瘤复发。此外，MRI 检查对放疗后改变与肿瘤复发的鉴别具有极高的特异性。放疗后慢性纤维化 T2WI 呈低信号，增强扫描无或轻度强化，而肿瘤复发时 T2WI 呈中高信号，增强扫描可出现异常强化。

39. 骨组织有"癌"前病变吗？

骨组织有癌前病变，如骨的 Paget 病、放射性损伤及软骨结构不良等是明确的恶性骨肿瘤先兆性病变。另有一些综合征与恶性骨肿瘤的发生有关，如 Oliver（内生性软骨瘤病）和 Maffucci 综合征、家族性视网膜母细胞瘤综合征及 Rothmund-Thomson 综合征等。

40. 骨肿瘤病理诊断为什么很重要？

骨肿瘤的病理诊断对于患者进一步治疗至关重要，切取或穿刺活检后病理诊断可以指导手术切除范围，是否需要术前的放化疗。切除术后的病理诊断可以协助评判手术范围是否充分，术后是否需要进一步治疗并指导患者随诊情况。

41. 有了影像学检查结果，为什么还要做细胞学或病理检查？

在大多数情况下通过影像学检查，医生可以大概了解到肿瘤的成分及侵及的范围，但影像学并不能明确肿瘤的性质。而细胞学或病理检查可以做到这一点，可以确定是哪一种类型的肿瘤、是良性还是恶性。

42. 为什么骨与软组织肿瘤患者常常需要做穿刺活检?

临床常用的检查如 B 超、CT、核磁等,将病变的图像反映到计算机里处理数字图像来获得肿瘤的信息,或是肿瘤组织分泌的物质通过血液化验可以判断肿瘤的性质。但这些检查只是临床诊断的部分基础。想要最终确定病变的性质,还要靠获得病变的组织进行病理切片,在显微镜下找到病变的细胞,区分类型,来明确病变的最终诊断。临床诊断在指导治疗、判断**预后**等方面存在很多不足,病理诊断有利于确诊、指导治疗、判断**预后**。如果不搞清楚肿瘤的性质,就可能耽误病情和治疗时机或造成不必要的身体损伤。因此,**活检**病理诊断具有很重要的价值和意义,获得病理诊断后才能够进入下一步治疗。

43. 从活检组织中能够得到什么信息?

从**活检**组织中能够得到重要的病理信息,但有时也有局限性。**活检**绝大多数可以明确诊断,帮助定性,确定手术范围和是否需要术前放化疗,但受取材的局限性,有可能取到的是肿瘤或病变周边的反应性或正常的组织,而且不能期望**活检**组织告诉患者肿瘤的整体及分期。

44. 活检是否会增加肿瘤转移的风险?

合理地选择**活检**方法应该不会增加肿瘤转移的风险,尤其是在确诊后一定时期内完成肿瘤或病变的切除。**活检**方式有很多,尤其是 B 超、CT、磁共振等引导下穿刺、腔镜超声引导下穿刺等,均提高了疑难病例病理诊断的可靠性和准确性。

45. 刚刚进行完肿瘤活检，再做影像学检查对结果有影响吗？

常见的肿瘤**活检**包括切取**活检**、切除**活检**及穿刺**活检**等，**活检**之后可能会出现皮肤、软组织损伤，出血、积液或继发炎症等并发症，并产生相应的影像学改变。假如影像诊断科医生不知道患者的**活检**病史，就可能将以上由于**活检**引起的改变，错误地认为是肿瘤本身导致的周围结构侵犯、出血、坏死等改变，进而误诊病变性质或范围。因此，所有进行完肿瘤**活检**手术的患者应主动告知影像科医生**活检**病史，其中穿刺**活检**对影像检查影响不大，而对于刚刚经过切取或切除**活检**的患者，应间隔 1~2 天以上再进行影像学检查。

46. 手术切除组织为什么要送病理检查？

患者得的什么疾病需要对所切除组织进行病理检查，目的就是为了明确患者疾病诊断。对离体组织均应进行病理检查。

47. 手术中病理诊断的意义？

患者在手术进行中手术医生会根据需要送检快速冰冻病理检查，目的在于为手术下一步进行提供指导，如手术切缘是否干净，需不需要扩大切除；肿瘤的良恶性判断，确定手术范围和是否需要清扫淋巴结；对送检物进行判断组织学来源，如确定为甲状旁腺，手术医生会将其种到患者颈部肌肉内，以防止甲状旁腺功能低下；确定得到的标本是否可以达到作出病理诊断的目的，是否需要手术医生切取更多的组织。

48. 骨肿瘤的病理诊断为什么要结合临床及影像学片？

骨肿瘤的病理诊断比较特殊及疑难，恶性骨肿瘤的病理形态有时与良性或骨折后反应性改变相似，尤其是在活检或术中快速冰冻时诊断更加困难，因为良恶性骨肿瘤无论是病史或是影像上都有各自特点，故需要提供详细的病史及影像学 X 线片或 CT、核磁等检查结果，否则可能会误诊而导致不必要的肢体切除。

49. 病理诊断中有时为什么要做免疫组织化学检测？

对于肿瘤患者的治疗必须基于病理诊断，如果连诊断都不清楚就不能达到真正"对症治疗"的目的。一部分患者的病理诊断疑难，肿瘤的具体类型无法判断，就需要根据病理医生的经验作出鉴别诊断，应用相应的免疫组织化学检测项目进行鉴别，达到确诊的目的。

50. 什么叫基因诊断？

基因诊断就是从分子水平对疾病进行病理诊断。随着生物医学的发展，很多疾病基因层次的改变已经比较明确，对于这部分患者进行分子生物学检测，判断基因异常从而明确肿瘤类型，如淋巴瘤的分型（T 细胞、B 细胞的基因重排）、胃肠道间质瘤的 C-Kit 及 PDGFR 基因突变检测以及一些软组织肿瘤的诊断。

三、治疗方法篇

（一）总论

51. 什么叫综合治疗？

综合治疗的概念是根据患者的具体的情况，如机体情况、病理类型、侵犯范围（病理分期）和发展趋势，合理地、有计划地应用现有的治疗手段的最佳组合，以期较大幅度地提高治愈率、延长生存期、提高患者生活质量。肿瘤的综合治疗并不是简单地将手术、化疗、放疗、生物治疗和中医药治疗等几种治疗方法进行组合，而是一个系统的治疗过程，是一个有计划、有步骤、有顺序的个体化治疗的综合，需要手术、放疗和化疗等多学科有效地协作才能顺利完成。综合治疗方案不是一个机械不变的模式，在具体诊治过程中会随着诊断的逐步完善和疗效的差异等予以适当调整。

52. 治疗骨肿瘤的方法有哪些？

目前治疗骨肿瘤的方法主要有外科治疗、化学治疗、放射治疗、免疫治疗以及癌性疼痛的治疗、并发症的治疗等多个方面。

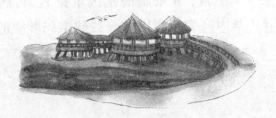

53. 良性骨肿瘤是否需要治疗？

良性骨肿瘤一般发展较缓慢，无明显的早期症状，疼痛和肿胀不甚明显，只有在近关节处生长到一定程度时，才可能引起轻度功能障碍或出现畸形。良性骨肿瘤常有坚实、固定的包块，生长在骨端一侧，边界清楚，表面光滑且无压痛。有时良性骨肿瘤虽有压痛或正常的疼痛，但用非甾体类药物治疗可以缓解。如无症状的良性骨肿瘤可以不必处理，但要定期复查。有症状的则需要到医院就诊，根据不同的疾病做相应的处理，有的需要手术治疗，有的则可以长期观察。

54. 恶性骨肿瘤目前主要有哪些治疗方法？

目前恶性骨肿瘤的治疗方法主要包括手术治疗、化疗、放疗以及其他治疗如中医中药等。恶性骨肿瘤的治疗强调的是综合治疗，根据患者的病情不同，采用目前所有的治疗手段，有目的、有计划、合理地安排治疗，以期达到最佳的治疗效果。

55. 骨盆肿瘤有何特点？该如何治疗？

骨盆是连接躯干和下肢的重要区域，它包含许多重要的脏器，如膀胱、直肠、女性生殖器官等，以及许多重要的血管和神经丛。该部位是各种骨和软组织肿瘤的好发部位之一。骨盆的解剖结构复杂，部位深在，肿瘤不易早期诊断。且骨盆为全身最大的扁平骨，含有相对大量的松质骨，恶性细胞极易在其间蔓延。因而当确诊时，肿瘤往往已突破菲薄的内外骨板形成较大的包块，甚至突入盆腔，压迫脏器，引起大小便困难和严重疼痛。正是由于以上特点，骨盆肿瘤的手术难度大，并发症多，疗效欠佳，死亡率高。骨盆肿瘤切除术不仅涉及肿瘤的切除，而且更重要的是需考虑如何对骨盆环和髋关节的正常功能进行恢复和重建。

56. 恶性肿瘤转移到骨头上能手术治疗吗？

以往对骨转移性肿瘤的治疗观点比较消极悲观，如转移到脊柱局部压迫脊髓造成截瘫的患者，过去不主张手术。现在由于医疗科学的进步，治疗观念也发生了改变。如在积极治疗原发病的基础上，通过手术切除局部转移病灶，解除脊髓压迫，促使神经恢复功能，同时解除或缓解疼痛，改善患者的生活质量；又如对转移到四肢骨干造成病理性骨折的患者，可以清除病灶，再用骨水泥、钢板等固定，不仅缓解患者的疼痛，同时也解除了过去需要长期卧床的痛苦，使他们比较安乐地度过有限的余生。对于单发骨转移病灶，如能彻底切除，不仅能解决局部症状，还可以延长生存期，提高治愈率。

57. 癌转移到脊椎上是否要治疗？怎么治疗？

脊柱转移瘤的治疗目的是缓解和控制骨痛，预防或减少病理性骨折、脊髓压迫和恶性血钙升高等的发生，保持脊柱稳定性，使患者舒适无痛苦并具有独立生活的能力，提高生存质量，改善**预后**，延长生命。因此，需要肿瘤内科、肿瘤放疗科、骨科、放射科及核医学科等多学科、多模式的综合治疗。根据病灶是单发还是多发、是否有骨外转移灶、肿瘤的性质等决定治疗方案。大多采取姑息性、对症性的原则处理。由于近年来化疗、放疗、生物治疗及肿瘤外科的进展，对脊柱转移瘤的治疗概念上有明显的改观。要放弃认为脊柱转移瘤是一种绝症、采取不治疗的悲观论点，应综合各学科的优点，采用对肿瘤综合治疗的原则，个别对待处理不同的脊柱转移瘤患者，达到缓解患者的疼痛、提高生活质量，在尽可能条件下尽量延长患者的生命。目前治疗方法有：化疗、放射性核素治疗、内分泌治疗、麻醉镇痛药物疗法、双膦酸盐类药物、放疗和手术治疗等。

58. 软组织肉瘤发生了肺转移怎么办？

软组织肉瘤肺转移的治疗包括化学药物治疗、手术治疗、放疗、射频与激光、靶向治疗等。化疗是肺转移的重要治疗方法。对于某些对化疗敏感的软组织肉瘤，如横纹肌肉瘤、尤文肉瘤等，具有很好的治疗效果。如果没有合并其他未控制的胸外转移、原发肿瘤已经得到良好的控制、肺转移灶能够完全切除，而且估计患者术后有足够的心肺功能，可以做手术切除转移灶。靶向治疗是目前应用于临床的新方法，患者可先通过分子病理学检测确定是否适于应用靶向治疗。此外，放射免疫治疗也是一种新方法，常用 ^{131}I-放射性靶向破坏肿瘤细胞的活性，可获得良好的治疗效果。

59. 恶性纤维组织细胞瘤如何进行综合治疗？

手术是治疗恶性纤维组织细胞瘤的最有效方式，但手术切除的范围至关重要，为了降低复发率，应该在初治时就达到充分性外科边界的切除。放疗能够有效地减少复发、提高生存率，一般可采取术中放疗或术后辅助放疗的方式。化疗对恶性纤维组织细胞瘤有效，但特异性不高，可以消灭镜下残留和微小的转移灶。

60. 横纹肌肉瘤治疗原则是什么？

横纹肌肉瘤早期患者的治疗以手术为基础，但是横纹肌肉瘤的复发率较高。因此，还应进行局部放疗或全身辅助性化疗。中期患者强调在手术治疗的基础上，或以争取手术性根治切除为目的放疗、化疗和生物免疫综合治疗，最大限度地争取手术切除的机会或Ⅱ期手术切除的机会，这些对于提高生存率、降低复发率具有积极的意义。对于晚期患者，则采用放疗、化疗等手段延长生存期，改善生活质量。

61. 透明细胞肉瘤如何治疗？

手术是透明细胞肉瘤的主要治疗手段，其目的在于最大限度地切除肿瘤组织，降低复发率。首次规范的手术方法是治疗成功的关键，局部复发与初次治疗密切相关。对于切除完整的早期肿瘤患者，甚至不需要辅助治疗。如果达不到满意的切除，那么截肢则是最好的选择。肿瘤如果发生淋巴结转移，还需要清扫淋巴结。化疗对透明细胞肉瘤有一定的有效率，对肿瘤的局部控制和保肢治疗有益处。广泛手术切除联合术后辅助放疗可以降低局部复发率。

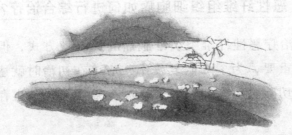

62. 软组织尤文肉瘤如何治疗？

软组织尤文肉瘤恶性程度高，近年来随着放化疗治疗手段的进步，其治疗效果也有稳步提高。大约75%的患者采用手术+放疗和全身化疗的方案治疗，治愈率接近75%。还可行术前化疗，再按照肌肉肿瘤外科分期，采用恰当的肿瘤外科切除，可以获得更好的肢体功能。有研究显示，局部肿瘤采用外科手术和多药联合化疗，10年生存率可以达到90%。近年来，对ES/PNET的治疗出现了新的治疗途径：通过分子病理学对肿瘤进行相关因素的检测，依据检测结果进行分子靶向治疗，可以有效改善患者的预后。

63. 长在肢端的黑色素瘤有什么样的治疗方法？

对于身体上出现的黑色病变，如果怀疑为黑色素瘤应做切除活检，在确诊的同时可以获知肿瘤的准确大小与深度。早期黑色素瘤一经活检证实，应尽快做扩大切除手术。根据病变情况，还要做前哨淋巴结活检，如果活检证实有恶性肿瘤存在，就需要进一步行淋巴结清扫。黑色素瘤的辅助治疗方法有很多，包括细胞因子治疗、过继细胞治疗、肿瘤疫苗、单克隆抗体等，但基本都还在研究阶段。其中疗效较为肯定的是干扰素治疗，大剂量干扰素适用于大部分患者。有一部分患者在原发的病变与淋巴结之间的皮肤、皮下或软组织存在转移，称作移行转移，此时可以考虑隔离肢体热灌注治疗。

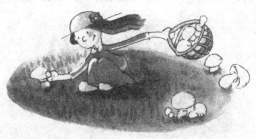

64. 皮肤鳞状细胞癌有哪些治疗办法？

对于面积较小、分化较好的皮肤鳞癌，可以一次性彻底手术切除。如果有淋巴结转移，要做淋巴结清扫。对于年老体弱或不适合手术的患者，以及已有骨骼或淋巴结转移且经手术治疗又复发的患者，可以采用放疗。化疗适用于病变较深、分化差、存在转移的鳞癌。激光和冷冻适用于分化好、体积很小的皮肤鳞癌，治疗范围较为局限。此外，对于分化良好、面积较小的早期浅表性鳞癌，可以辅助性外用药物治疗，如5-氟尿嘧啶、咪喹莫特、维A酸类制剂等。

（二）外科治疗

65. 骨肉瘤一定要截肢吗？

近年来对骨关节恶性肿瘤的治疗已由原来的单一手术治疗转变为以手术为主，辅以术前、术后局部和全身化学药物治疗、放射治疗的综合性治疗。现代肿瘤学认为骨肉瘤是一种全身性的恶性肿瘤，75%的患者就诊时已有肺部微小转移灶，因此，控制全身转移成了提高生存率的关键。同时肢体的重建技术的快速发展，使较大的侵袭性的肿瘤病变可以得到广泛的切除。手术方式也已由原来盲目的截肢，转变为根据实际情况有的放矢地选择截肢还是保肢。这样不但大大提高了患者的生活质量，增强了患者对未来生活的信心和勇气，也明显提高了生存率。

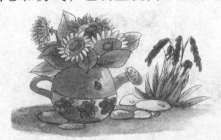

66. 为何有些恶性四肢肿瘤患者必须截肢？

截肢手术是治疗恶性骨肿瘤和部分软组织肉瘤的传统经典方法。目前，保肢手术虽然由于其本身的种种优势，逐渐成为外科治疗的趋势和发展方向；但是，对于某些肿瘤病期较晚、侵犯范围较广或肿瘤已造成肢体没有功能，以及保肢手术术后复发而不能再采用保肢手术的患者而言，截肢术仍不失为骨肿瘤的一种行之有效的治疗方法。另外，截肢术后通常不需要局部辅助性放疗。且很多接受截肢的患者都可以安装假肢，获得良好的功能代偿。

67. 恶性骨肿瘤患者如何面对保肢和截肢？

在骨肉瘤手术治疗时选择保肢还是截肢，是骨肉瘤治疗中所面临的一个实际问题。需明确的是：保全生命是治疗骨肉瘤的主要目的、基本原则和治疗的根本问题，同时也是治疗的最低要求。手术第一考虑是要保全生命，是保留肢体还是截除肢体都是在保全生命基础上手术方式的选择。

保留肢体对患者心理具有极大的优越性，有利于患者重新回归社会，减少患者在生活和工作中不必要的负担，可以提高患者的生活质量。但保肢手术要求：①肿瘤能够彻底切除；②肿瘤的复发率不高于截肢手术；③保肢术后功能上不能低于截肢术后安装的假肢；④患者要求、有条件、愿意配合保肢手术；⑤手术医生具备丰富的经验，熟悉骨肿瘤外科分期原则和切除原则，具有良好的重建技术和条件。否则，应选择截肢。综合国内外报道，保肢手术率已经达到 70%~80%以上。

68. 四肢恶性骨肿瘤保肢手术效果如何？

随着化疗药物和化疗方案的发展，影像学水平、外科学技术和生物医疗技术的不断提高，保肢手术在最近 20 多年来得以广泛开展。有文献资料报道保肢手术的生存率及局部复发率与截肢者相同。而保肢手术在争取完整切除肿瘤的基础上，又一定程度地保留了患肢关节和肢体的形态与功能，减少患者心理负担，提高生存质量。目前，保肢手术已替代截肢手术，成为治疗四肢恶性骨肿瘤的主流。

69. 恶性骨肿瘤保肢治疗的并发症有哪些？

保肢手术较截肢术复杂，且有较多的并发症发生率。其主要并发症有：①局部复发：它是最主要的并发症，因为一旦复发，不仅患肢难以保留，甚至可能使肿瘤的恶性程度增高，影响预后；②远处转移：最常见的转移是肺，肺外转移非常少见；③感染：感染是保肢术后最凶险的并发症，一旦发生，多数以截肢终结；④骨不连、骨吸收和移植骨骨折：骨愈合的过程相当漫长，易发生骨不连和断端骨吸收；⑤移植骨关节功能障碍：关节功能可有不同程度的丧失；⑥内置假体置换并发症：假体置换是目前最常用的肿瘤切除后肢体重建的方法之一，具有早期即可负重、肢体功能恢复理想等优点，但也存在许多并发症，如感染、假体松动、断裂等；⑦肢体不等长：肿瘤性骨缺损、假体置换等原因可致肢体不等长，但更多的是易发生于小儿肢体肿瘤保肢术。由于小儿恶性骨肿瘤好发于干骺端，整段灭活所致的骺板损伤或人工关节置换术均将导致双下肢发育的严重不等长。

70. 为什么骨与软组织肉瘤的"第一刀"至关重要？

骨与软组织肉瘤的手术切除是最重要的治疗方法之一。不同的手术切除范围肿瘤的局部复发率不同。由于骨与软组织肉瘤的症状不明显，常被误诊为损伤或关节炎等，很多患者因不能得到及时诊断和规范治疗而延误病情，面临因术后局部复发被迫截肢或发生远隔转移危及生命的双重威胁。首诊首治直接关系到肿瘤患者的局部复发率以及能否保留肢体功能，因而手术的最佳时机为第一次手术。

71. 手术前患者为什么要做全面检查？

外科手术是一项有创伤性的诊疗手段，并伴有不同程度的风险。因此，在手术前进行全面的检查是了解患者身体状况、疾病情况、手术耐受能力和可能出现的风险的重要步骤。检查一般包括常规检查和专科检查两方面。手术前常规检查主要包括：血液常规及血型、尿常规、便常规、心电图、胸部正位/侧位 X 线片、超声波检查、肝肾脏功能、血液电解质、**生化全套**、血糖、出**凝血功能**、**乙肝两对半**、丙肝、艾滋病、梅毒等相关病原学检查。专科检查则要根据病变的部位进一步行影像造影、CT、MRI等大型仪器设备的检查，腔镜检查、相关肿瘤标志物检查、细胞学检查、肿瘤组织**活检**或穿刺**活检**病理学检查，所有这些都是为准确诊断，仔细制定手术计划，更好地完成手术，保障患者健康。

72. 手术前需要履行哪些知情同意手续？什么人有资格签署手术知情同意书？

患者知情同意即是患者对病情、诊断和治疗（例如手术）方案、治疗的益处及可能带来的风险、费用开支、临床试验等真实情况有了解与被告知的权利，患者在知情的情况下有选择接受与拒绝的权利。按卫生部要求应由患者本人签署知情同意书。当患者不具备完全民事行为能力时，才会由其法定代理人签字；患者因病无法签字时，也可以由其授权的人员签字。患者的知情同意选择权是每一个患者都具有的权利，知情同意书可以作为医疗机构履行说明告知义务的证据，也是患者及家属行使知情权的证据。让患者及其亲属能客观认识诊疗目的、效果、可能产生的并发症及意外等情况，充分享有知情权。

在患者接受诊治的过程中，需要患者履行的知情同意手续包括以下几个方面：

（1）术前、术中知情手续：所有手术前主管医生会与患者进行术前谈话，并签署手术知情同意书，其内容包括术前诊断、手术指征、手术方式、可选择的诊疗方法及优缺点、术中和术后的危险性、可能的并发症及防范措施。术中置入身体的内置物（如吻合器、固定器等），术前谈话中会记明选择的类型；术中病情变化或手术方式改变需及时告知患者家属，并由被委托人在告知单上签名。手术的不确定因素较多，手术引起患者新的疾病甚至死亡的风险与疾病的治疗效果相伴相随。有时候手术可能达不到根治疾病的目的，达不到患者希望的理想状态，甚至使患者失去生命。手术风险具有不确定性、不可预测性等特征。

（2）如果在治疗中进行临床试验、药品试验、医疗器械试验及其他特殊检查、特殊治疗，主管医生将在治疗前向患者及家属告知相关情况，征求意见，由患者及家属签署同意检查、治疗的知情同意书。

（3）创伤性诊疗知情手续：对患者进行任何创伤性诊疗均需进行谈话告知并签署同意书；内容包括当前的主要病情、采取创伤性诊疗活动的目的及必要性、医疗风险、其他可选择的诊疗方法及优缺点、可能的并发症、注意事项及防范措施。

（4）麻醉知情制度：在进行麻醉操作前，麻醉医生会告知患者相关情况并由患者或被委托人签署同意书；告知内容包括术前诊断、麻醉名称及方式、麻醉风险、防范措施。

（5）输血知情制度：输血前经管医生会向患者告知相关情况，并由患者或被委托人签署同意书；告知内容包括输血的目的、必要性、种类、数量、可能发生的风险、并发症及防范措施。

73. 手术前医生找患者谈话，患者及家属需要了解哪些内容？

手术前的患者和家属最重要的是要解除思想顾虑，做好心理和生理各个方面的准备。患者及家属可以向主管医生或主刀医生咨询手术目的、麻醉方式、手术方式以及术中、术后可能出现的各种风险或不适等情况。同时配合医务人员的指导做好术前准备，术前因其他疾病服食药物的应向医生说明，以明确是否需要停药。

74. 手术知情同意书中写了那么多并发症，是否都会发生？

并发症是指患者发生了现代医学科学技术能够预见但却不能避免和防范的不良后果，一般分为两种情况：一种是指一种疾病在发展过程中引起另一种疾病或症状，如消化道肿瘤可能有引发肠梗阻、肠穿孔或大出血等并发症。另一种是指在临床诊疗和护理过程中，患者因治疗一种疾病而合并发生了与诊疗这种疾病有关的另一种或几种疾病或症状。外科手术并发症是影响手术效果极为重要的因素，也常常是损害患者健康甚至死亡的重要原因。手术知情同意书中写的并发症均是基于手术对组织器官损坏可能带来的病症，术中、术后是否发生并发症受多种因素影响，每位患者的自身状况、疾病情况、医疗单位及医生的技术水平等许多因素都是影响并发症的因素，并发症的发生机率也受多种因素影响，比如高龄患者手术并发症发生的机率就大于年轻患者。并不是手术知情同意书中写的并发症都会发生，医护人员也在尽力减少并发症的发生。

75. 月经期患者能接受手术吗？

除非是急诊手术，对月经期患者不宜实施择期或限期手术。因为月经期患者脱落的子宫内膜含有较多**纤溶酶原激活物**，导致血液中**纤维蛋白溶解系统**活动增强，容易导致出血量增多，增加了手术危险性。此外，月经期患者抵抗力减低，增加了感染的风险。多数患者手术后需要卧床和留置导尿管，也增加了护理的难度。

76. 手术前为什么患者需要做好心理上的准备？

手术前有些患者会产生焦虑、紧张、恐惧、不安及抑郁等情绪，可影响患者的睡眠、食欲等，可导致患者健康状况下降，免疫功能减退，致使机体对病毒、病菌等的抵抗力降低，还可导致患者心率加快、血压升高等问题，将会增加手术的风险及术后发生并发症的机会。因此，积极的情绪和良好的心理准备是保证手术顺利进行的首要条件。

77. 手术前为什么患者需要进行呼吸道准备？

手术前进行呼吸道准备因为手术后患者因为伤口疼痛而不敢深呼吸、咳嗽和排痰，导致呼吸道分泌物在气道内积聚，降低了肺的通气量，加重气道阻塞，造成肺不张，呼吸道易感染致肺炎。

吸烟的患者应该在手术前1~2周停止吸烟，以减少上呼吸道的分泌物。

练习正确咳痰方法：腹式呼吸（用鼻深吸气，尽力鼓起腹部，屏气1~2秒后，嘴唇微缩成吹蜡烛状缓慢呼气，呼气时腹部自然回缩）数次→深吸气→憋住气→放开声门，收缩腹肌，使气体快速冲出，将痰咳出。

有呼吸道炎症者术前应用抗生素、雾化吸入等治疗，待感染控制后才可以接受手术。

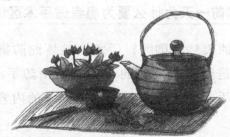

78. 术前戒烟多长时间有效？

戒烟早期有些患者咳痰量会增加，还有些患者出现新的气道反应性疾病或原有症状加重。戒烟早期还可能出现与尼古丁戒断相关的激动和焦虑症状（也就是烟瘾发作）。停止吸烟2天（至少12小时），吸烟产生的有害物质和尼古丁水平降至正常，机体由于吸烟导致的缺氧状态会有所改善。但研究表明，只有戒烟6~8周以上，手术后呼吸系统并发症才有显著降低。但癌症手术基本上都是择期手术或限期手术，往往不能等这么久才实施手术，至少在手术前戒烟2天还是应该能做到的，当然，彻底戒掉更好。

79. 脊柱肿瘤手术治疗前常需要做哪些准备？

脊柱肿瘤手术治疗前应作好充分的围手术期准备，包括：①心理准备，与医生充分交流，了解手术过程，以积极配合手术；②术前准备：练习翻身，翻身时要注意保持脊柱呈一直线，动作宜缓慢。掌握放松要领，以分散对疼痛的注意力。练习深呼吸、有效咳嗽，练习床上排大小便等。颈椎手术还要做好食管、气管推移训练。

80. 手术前一天为什么要为患者做手术区域皮肤准备？

皮肤是机体的天然防御线，手术会破坏此防御线而增加感染的机率。手术前进行皮肤准备的目的就是预防手术后切口感染。皮肤准备通常在手术前一天进行，皮肤准备的内容包括除去患者手术区域的毛发、污垢及微生物。此外，手术前一天患者还应修剪指甲、剃须、洗头、洗澡。小儿可以不剃体毛，只作清洗。

81. 主要的麻醉方法有哪些？

主要的麻醉方法有三种：全身麻醉（简称全麻）、局部麻醉（简称局麻）和椎管内麻醉。每一种麻醉还有许多不同的形式和操作方法，麻醉医生会根据手术方式和患者自身状况选择最佳的麻醉方法。

82. 通常所说的"全麻"或"半麻"指的是什么？

"全麻"即全身麻醉，手术中患者将完全失去知觉和痛觉，医生经静脉将麻醉药物注入患者的体内，在患者睡着后将气管插管插入帮助患者呼吸，并吸入麻醉气体。"半麻"包括：硬膜外麻醉、腰麻（蛛网膜下腔麻醉和腰硬联合麻醉）。"半麻"下患者是清醒的，如果患者希望睡着，也可以给予镇静剂。

83. 麻醉会有什么风险吗？

麻醉的风险性不仅与外科手术大小、种类、麻醉方法有关，而且还与患者术前的身体状况及内、外科疾病有关。实施麻醉后会影响患者生理状态的稳定性，手术创伤和失血可使患者生理功能处于**应激状态**，外科疾病以及并存的内科疾病会引起不同程度的病理生理改变，这些都能增加麻醉的风险。因此，"只有小手术，没有小麻醉"。麻醉医生的工作就是使这些风险降到最低，手术前会完善一些必要的检查和准备，将患者的身体调整到最佳状态，手术过程中会利用先进的仪器随时监测患者的**生命体征**，以保证麻醉安全。如发现由于手术、麻醉或患者原有的疾病产生威胁患者生命的问题时，会及时采取各种措施，维持患者生命功能的稳定。

84. 患者手术前为什么需要禁食、禁水？

绝大部分手术都会要求患者术前禁食水，保持胃肠道的排空状态。这是因为手术麻醉诱导时患者肌肉处于松弛状态，这时胃里如果有食物和水，可能会反流到口腔、咽部，或反流到气管和肺引起**误吸**，威胁患者的生命安全，手术后肺炎的发生率也会增加。为了患者的安全，严格执行手术前禁食、禁水的时间和服药是相当重要的。

近年来，术前禁食 12 小时的传统观念已经改变，因为这种方式不能确保胃部排空，还可能造成患者不必要的脱水和**应激状态**。目前，成人患者无**误吸**危险因素的指标为：禁食固体食物至少 8 小时；术前 2 小时禁饮；麻醉前 1~2 小时服用口服术前药。对特殊患者，例如有活动性胆汁反流或做胃肠道手术的患者，更严格的限制是必要的。

85. 手术前患者一直在服用的心血管药物（例如降压药、抗凝药、治疗心律失常的药）停不停用？

降压药及治疗心律失常的药物手术前不要停药，手术当天早晨也要继续服用，这样有利于手术中维持患者的循环稳定，降低手术风险。围术期抗凝药的应用有严格的要求，要咨询主管手术医生和麻醉医生。

86. 患者可以选择麻醉方式吗？

可以。一些手术可以采用多种麻醉方法，麻醉医生在了解、分析手术要求和患者具体情况之后，将会选择一种合适的麻醉方法告知患者，并做必要的解释。如患者对某种麻醉有自己的看法可以对医生提出，医生会考虑患者的意见，并结合麻醉原则要求制定出安全、有效、舒适的麻醉计划。

87. 手术前患者特别紧张怎么办？

任何人接受手术治疗时都会紧张，这是正常的反应。消除患者的紧张心理是麻醉医生术前访视要做的一件事，访视时麻醉医生应向患者解释手术前、后的程序，患者也应要放松心情，对有疑问的问题可向医生咨询以消除疑虑。患者家属应该配合医生做一些安慰工作，尽量减轻患者的紧张情绪。如果患者晚上不能入睡可告诉值班医生，值班医生可以给患者服用一些安眠药物帮助睡眠。手术前充足的休息、保持良好的体力对手术和术后恢复很重要。

88. 患者应该怎样配合麻醉和手术？

麻醉与手术能否顺利进行，除了医务人员的技术水平和认真负责的工作精神外，患者配合也十分重要。

（1）要树立信心，相信医生，放松心情。过分紧张、睡眠不好可使手术当天血压波动，影响麻醉和手术。

（2）要严格按照医生的嘱咐进行准备。对医生要讲实话，尤其是全身麻醉手术前是否吃了东西、是否有发热、女性患者是否有月经来潮等都应先告诉医生，让医生考虑是否暂停手术，以免引起不良后果。

（3）进手术室前要排空大、小便，戴有活动假牙的患者要取下假牙，以防麻醉插管时脱落，误入食管或呼吸道。不要把贵重物品带进手术室。

（4）不同的手术、不同的麻醉所采取的体位不同。腰麻和硬脊膜外麻醉需患者采取坐位或侧卧位进行穿刺操作。当医生和护士为患者摆好体位后不能随意移动或改变，如有不适或疼痛可告诉医生，乱动会影响手术操作。

（5）有的手术要插导尿管或胃管，这些导管都会给患者带来一些不适或疼痛，需要忍受，千万不能随意将导管拔出。

（6）非全身麻醉手术：患者在手术台上处于清醒状态，应安静闭目接受手术，不要随意和医护人员谈话，更不要胡乱猜疑医护人员的某些话，以免引起误会或枉背包袱。

89. 手术前化疗对麻醉有影响吗？

使用化疗药后会对身体各脏器产生毒性作用，主要表现为心脏毒性（心功能不全、心律失常、心电图改变等）、**骨髓抑制**、重要脏器功能损害（肝、肾、肺等）、**胃肠道反应**、**过敏反应**等。化疗药也会与麻醉药物产生相互作用，增加麻醉和手术的风险。不过作为患者不用担心，麻醉医生会根据患者的身体状态和所用的化疗药物制定相应的麻醉方案，以确保患者术中安全平稳。

90. 松动的牙齿或假牙对麻醉有什么影响吗？

如果患者有松动的牙齿或者假牙，麻醉医生在气管插管时可能会损伤到牙齿，导致牙齿脱落、牙龈出血，牙齿可能会掉入气管引起窒息。所以对于活动性或能取下的假牙术前要求全部取下，交家属保存。特别是前面的单颗假牙最好摘掉，后面的固定假牙没有关系，整口的假牙不用摘掉，戴着还可以保护牙龈，起支撑作用。明显活动的前门牙在手术前应请口腔科医生处理。

91. 手术当天患者需要做什么准备？

手术日不要化妆，要去除患者的唇膏、指甲油，以便于手术中观察患者末梢血液循环情况；要取下活动性假牙，因为假牙可能会脱落而阻塞呼吸道；取下发卡、假发、金属物品、饰物等，因为金属会导电，饰物会伤及患者；将随身携带的所有贵重物品，如首饰、钱、手表等交由家属保管；助听器等可暂时戴着，便于与手术室工作人员沟通，可于手术前一刻取下。患者贴身穿着干净的病服；依照要求禁食、禁水；术前要排空膀胱，其目的是为了避免麻醉后造成手术台上排尿，避免手术过程中误伤膨胀的膀胱，避免患者手术后因受麻醉影响或麻醉未清醒而发生排尿困难。

92. 手术当天患者家属应该做点什么？

手术当天患者家属应尽量早些到达病房，在患者进入手术室前能够陪伴患者，这对患者是一个安慰。在手术进行过程中，家属需在手术等候区耐心等待，不要离开，因为在手术中如果出现特殊情况，医生需要找家属商谈，并请家属做出决定。手术结束后患者回到病房，在向手术医生和麻醉医生了解病情后，家属就可以按照医院要求留人陪护或由院方监护。

93. 什么是脊柱肿瘤的全椎体切除术？

全椎体切除术是指将整个椎体进行切除。脊柱肿瘤手术根据肿瘤侵犯的边界实施切除：当肿瘤位于椎体，且有合适的边缘，需行椎体切除；当肿瘤位于椎体附件，则行椎体附件的部分切除；如果整个椎体均被侵犯，则行全椎体切除。

94. 什么是治疗椎体肿瘤的经皮椎体成形手术？

经皮椎体成形术（PVP）是一种微创治疗方法，是在 CT 或 X 线的引导下，通过微小的皮肤切口，用专用注射器将骨水泥注入椎体，以增强椎体强度，减轻患者疼痛，预防椎体再塌陷。同时，骨水泥凝固时所产生的热量能够杀伤肿瘤。PVP 治疗椎体肿瘤主要适用于侵袭性血管瘤、溶骨性转移瘤和多发性骨髓瘤等，以及由这些病症继发的压缩性骨折。

95. 什么是软组织肿瘤的减瘤手术？

减瘤手术是针对晚期的恶性肿瘤患者或因高龄、基础疾病等原因不能行根治术而采用的手术方法。术后再继以其他非手术治疗，以期改善患者的生活质量并延长患者的生命。手术的目的是减少肿瘤的体积，为进一步的放疗、化疗等创造机会，减少肿瘤负荷，以使放化疗等其他治疗方法能更好地作用于残存在体内的肿瘤细胞。

96. 软组织肿瘤切除后，大块的组织缺损该怎么办？

软组织肿瘤切除后，需要对大块的组织缺损进行修复重建。重建方法有很多种，要视情况而定。包括皮片移植、肌皮瓣或皮瓣的移植，或二者相结合。

97. 黑色素瘤什么情况下需要做淋巴结清扫？

恶性黑色素瘤区域淋巴结清扫的**适应证**包括：①前哨淋巴结**活检阳性**；②临床诊断为区域淋巴结转移。

不建议行预防性淋巴结清扫。前哨淋巴结阳性或临床诊断为Ⅲ期的患者，在扩大切除的基础上应进行区域淋巴结清扫，要求受累淋巴结基本完全切除。

98. 术后患者为什么要穿弹力袜？

手术时间长、术后患者卧床等，都可能造成手术后下肢静脉血栓的发生。此外，恶性肿瘤、肥胖、高龄、留置中心静脉导管等也容易导致下肢静脉血栓的形成。局部可能出现的症状包括肿

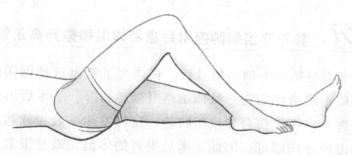

腿长型弹力袜

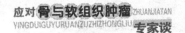

胀、疼痛或压痛、静脉曲张等。术后穿弹力袜，通过逐级递减的压力利于下肢血液的回流，有效预防下肢静脉血栓的发生。

99. 出院后还需要继续穿弹力袜吗？

患者出院后一般需要继续穿弹力袜到术后 3 个月，当患者每日下床活动时间大于 4 小时，应使用膝长型弹力袜，若弹力袜有破损应及时更换。

100. 术后患者为什么会出现发热现象？

通常在手术后 3~5 天内患者体温会有轻、中度的升高，通常在 38℃ 左右。这是机体对手术创伤的一种正常反应，一般不需要特殊处理。如果体温高于 38℃ 或患者对体温升高感觉不适，可给予温水擦浴、酒精擦浴、冰袋冷敷等方法进行物理降温。一般在手术 3~5 天后体温可以逐渐恢复正常。但如果术后体温升高持续不降或术后 3~5 天体温恢复正常后又升高，则有可能是发生了切口感染或其他并发症，医生会查找原因并进行相应的处理。

101. 骨与软组织肿瘤术后患者体温稍微升高正常吗？

手术本身是一个创伤的过程，机体为了抵御这种创伤而产生应激反应，应激反应会导致体温略升高。另外，手术后由于组织蛋白分解、组织损伤会导致吸收热，这种发热一般为低热，采用物理降温的办法即可。因此，术后患者的体温稍高是很常见的现象，不必为此而惊慌。

102. 手术后伤口疼痛怎么办？

伤口疼痛是许多患者最担心的问题之一，也是人体应激反应的一个重要表现，是一种正常的生理心理活动。疼痛的程度与伤口大小、手术部位等有关，与人的焦虑情绪也密切相关，焦虑情绪越严重机体的**痛阈**越低，心理上高度恐惧的患者对疼痛的敏感性增高。由于每个人对疼痛的敏感性不同，疼痛的程度因人而异。但是，随着医学的发展，已经可以解除或减轻患者术后疼痛。通常有两种方法减轻创口疼痛：一种方法是在静脉或硬膜外腔留置手术后镇痛泵注药，该方法可以持续、平稳地减轻疼痛，但部分患者有较明显的头晕、恶心等不适；另一种方法是在疼痛剧烈时肌内注射止痛药，该方法止痛效果好，但持续时间短，通常可持续 2~4 小时。疼痛最明显的是手术后 48 小时内，以后渐渐缓解。手术后常用的止痛药都有不同程度的抑制肠胃运动的副作用，会影响患者下床活动的恢复，但短期使用不会产生依赖性。

103. 术后患者为什么要进行早期活动？

由于手术创伤的打击，精神和体力的消耗，加之有的患者也害怕起床活动会影响伤口愈合，一般患者手术后都愿意静卧休息。其实，早期活动可使患者机体各系统功能保持良好的状态，预防并发症的发生，促进术后身体的康复，那么早期活动还有什么好处呢？

早期活动可以增加患者的肺活量，促进呼吸和肺扩张，可减少肺炎、肺不张的发生；促进血液循环，防止下肢静脉血栓形

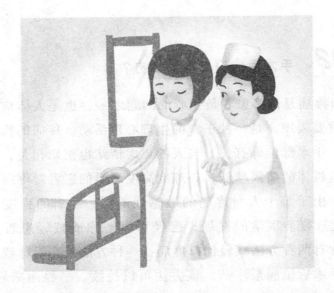

成；避免因肢体肌肉不活动而导致的肌肉萎缩；促进胃肠蠕动和排气，减轻腹胀和便秘；促进膀胱功能恢复，避免排尿困难；活动还可以增进患者食欲，利于身体康复。

手术后当天患者即可在床上进行深呼吸，四肢屈伸活动及在他人协助下翻身，次日可在协助下床边扶坐，无不适可扶床站立、室内缓步行走。活动时要掌握循序渐进、劳逸结合的原则，逐渐增加活动范围和活动量。避免没有准备而突然站立。感觉头晕、心慌、出虚汗、极度倦怠时应及时休息，不可勉强活动。

104. 术后近期饮食注意事项有哪些？

手术过后的饮食非常重要，稍有不慎不仅会影响患者的康复，还可能带来更多的损害。因此，手术后保持营养的均衡是非常重要的。各种外科手术过程中一般都有出血或组织液渗出，因此很可能会造成贫血及低蛋白血症，同时，疼痛、创伤及手术中的刺激会导致营养物质消耗的增加。所以手术后通过饮食保持营养均衡是术后伤口愈合、体质恢复所必需的。

在食物的选择上应注意以下事项：

（1）保证饮食的多样性：手术后要多进食营养价值比较高、清淡而又容易消化吸收的食物，尤其是**优质动物蛋白质**；其次是补充微量元素，尤其是锌与钾。锌是化学反应中的媒介，在促进蛋白（尤其是胶原蛋白）的合成中起重要作用；再次是各种维生素及纤维素的补充。它们可以增加抗感染的能力，而维生素A、维生素C、维生素E还可以促进伤口愈合；要避免食用猪油、动物内脏、鳗鱼，少吃肥肉及含胆固醇较高的海鱼等，还要避免烟、酒及浓茶等。

（2）根据手术类型与患者病情选择食物：不同的手术类型在选择食物时也有不同的侧重点。消化系统手术后饮食宜清淡和细腻，这时考虑的是利于胃肠道的功能重建和恢复，一些蛋白粗纤维或植物粗纤维则应慎重摄入；术后一天内不宜进食牛奶、豆浆等易胀气的食物。能正常进食时，应给予熟烂、嫩、软、少渣以及营养搭配合理的食物。切忌为让患者增进食欲而投其所好，进食辛辣、富含脂肪或煎炸的食物。妇科手术后宜选择性温热的食物，来促进体力恢复、活血化淤以及促进子宫收缩。可用牛肉、鸡肉、鸽肉等高蛋白动物性食物作为主料，适量减少碳水化合物的比例。

（3）根据术后时间选择食物：多数患者手术后 2~3 天开始恢复肛门排气，这表明肠道的功能开始恢复。早期进食和活动可增进肠道蠕动的恢复。如无特殊情况，排气后可进流质饮食（粥水、汤水等），饮食一般第一阶段开始以清流食为主，如米汤、藕粉、果汁、蛋花汤等，随病情稳定进入第二阶段，改为流食，如牛奶、豆浆等；第三阶段改为半流食，如粥等；第四阶段为软饭或普通饭。

105. 手术后患者什么时候可以开始进食？

手术后饮食是否恰当关系到患者是否能够顺利恢复，手术后何时开始进食，采取何种饮食为宜，要根据患者具体情况而定。过早进食还有可能引起并发症，但进食过迟也是有害无益的。手术后进食时间是根据恢复情况而定的，可分为两种情况：

（1）消化道手术：如无胃肠切除、吻合或破裂修补，一般术后24~48小时禁食并保留胃管；第3~4天肠道功能恢复，肛门排气（即俗称"放屁"）后，可按医嘱开始进少量流质饮食，然后逐渐增加至全量流质饮食；第5~6天开始进半流质饮食。对有胃肠吻合或有破裂口修补者，为慎重起见，应该把上述进食次序推迟1~5天进行。

（2）非消化道手术：应视手术大小、麻醉方式和患者情况决定开始进食时间。在局部麻醉下做的小手术，如手术后无明显恶心、呕吐、腹胀、腹痛等不适，可在手术后即进食。腰麻和硬膜外麻醉患者在手术后6~8小时，可随患者所需给予饮食。全身麻醉者应待麻醉清醒，恶心、呕吐反应消失后方可进食。对咽喉部手术、胃镜下手术后患者应待咽部麻醉消失，一般在术后2~3小时方可进食，以免出现吞咽呛咳。

106. 术后患者家属需要做点什么？

为了减轻和消除手术给患者身心带来的创伤，使患者尽快康复，往往需要患者家属、亲友的配合及参与才能获得更好的效果，在以下几个方面家属都能积极发挥作用：

（1）心理支持：积极安慰和鼓励患者，认真倾听患者的倾诉，并给予支持和理解。帮助患者分散注意力，使患者放松情绪，如帮助患者按摩、锻炼、听音乐等。保持环境的整洁舒适，并始终陪伴在患者身旁。严格遵从医嘱，对有疑虑的患者给予心理疏导，讲解治疗的重要性。

（2）切口照顾：保持局部的清洁和卫生，避免伤口感染，伤口拆线前尽量避免碰撞挤压。发现伤口有感染、化脓、流血等情况时应请医护人员处理。

（3）各种引流管：对引流管要注意是否通畅，观察其引流量、引流液的色与质。在患者翻身或下床活动时则应固定好引流管，防止其脱落。

（4）饮食方面：术后饮食应严格遵守医务人员的嘱咐。消化道术后等胃肠道功能恢复后，饮食初起应为流食、半流质饮食，如牛奶、稀饭、藕粉、红枣粥、肉汤等，继而是易吞食、易消化、营养丰富的软食，如面包、馄饨、面条等，配以肉、鱼、蛋、豆制品、蔬菜、水果等，对部分虚弱或胃肠功能不足的应采用少量多餐的方式。部分患者可根据需要给予**要素饮食**。

（5）早期活动：术后活动可以分床上活动和离床活动两种。床上活动主要是为患者翻身、拍背、按摩腿部或进行上下肢活动。为带有输液管或其他导管的患者翻身时，应保护好导管以免脱落，翻身后检查各导管是否扭曲、折叠，注意保持管道通畅。尽早离床活动可以增加肺的通气量，有利于气管分泌物的排出，减少肺部并发症；促进血液循环，防止静脉血栓的形成；促进肠蠕动恢复，腹部手术患者减少肠粘连；有利于患者排尿，防止尿潴留。但是，患者担心活动会使疼痛加重，甚至怕切口裂开。因此，应帮助患者消除顾虑，并协助其活动。离床活动应在患者的病情稳定后才进行，在护士或陪护家属的协助下，先让患者在床边坐几分钟，无头晕不适者可扶患者沿床边走几步，患者情况良好时可进一步在室内慢慢走动，最后再酌情外出散步。

107. 软组织肿瘤术后常见的并发症有哪些?

任何手术其本身都对患者有一定的创伤,术后也可能会有并发症的发生。软组织肿瘤术后常见的并发症有出血、切口感染、切口裂开、皮下积液、肢体功能障碍、深静脉血栓形成、皮瓣坏死等。

108. 如果有了术后并发症,患者和家属应该怎么办?

虽然外科技术已日臻完善,大多数患者手术后都可顺利康复,但仍有少数患者可发生各种不同的并发症。从总体上可将术后并发症分为两大类:一类为一般性并发症,即各专科手术后共同的并发症,如切口感染、出血和肺炎等;另一类为各特定手术的特殊并发症,如胃切除后的倾倒综合征、肺叶切除术后的支气管-胸膜瘘等。

并发症是指某一种疾病在发生发展过程、治疗和护理过程中,发生了与这种疾病有关的另一种或几种疾病。《医疗事故处理办法》中规定的"难以避免的并发症",是指诊疗护理过程中由于一种疾病合并发生另一种疾病,而后一种疾病的发生是医务人员难以预料和防范的。这说明,一种疾病并发另一种疾病所导致的不良后果并非由于诊疗护理过失所致,因此不属于医疗事故。目前,我国法律对医疗损害的归责采用过错责任原则,即医疗机构及其医务人员只有在对医疗损害的发生存在医疗过错的情况下才承担民事责任,无过错即无责任。因此,出现并发症后应注意:

(1)术前对知情同意书要充分了解,因为这时医生对术后并发症会详细告知,患者和家属有了思想准备,出现并发症不会太意外和突然。

（2）向医生了解并发症的严重程度，做好物质上、心理上等各个方面的准备，并积极配合医生的治疗。

（3）相信出现并发症后医生也会着急并积极处理，需要得到患者和家属的信任和理解。

（4）稳定情绪，因为并发症的处理和治愈仍然需要医护人员的努力，对于需要会诊的要积极配合。

109. 癌症患者术后多久能拆线？

手术后一般伤口愈合拆线的时间是：头面部 4~5 天，腹胸背部 7~12 天，四肢 12~14 天。有人担心癌症患者许多天不能进食会影响伤口愈合，实际上影响伤口愈合的因素有很多，需要具体情况具体分析。

110. 患者术后多长时间可以洗澡？

首先要看伤口的愈合情况，一般愈合良好，无红肿疼痛化脓等，拆线 3~7 天就可以洗澡了。洗澡时需注意水温适宜，不要

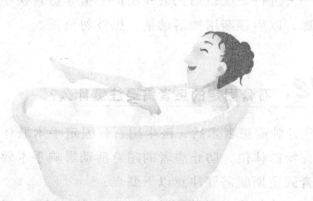

用力揉搓伤口，伤口局部也不应浸泡时间过长，毕竟局部刚愈合伤口皮肤较薄，且长时间浸水容易引发感染，一般主张采用淋浴的方式，避免盆洗或泡澡。其次，体弱的患者洗澡时需有人陪伴，且时间不宜过长。

111. 下肢保肢治疗后的患者如何进行功能锻炼？

肢体功能锻炼是提高手术疗效的重要措施，主要方法和一般原则如下：①股四头肌训练：患者仰卧，两腿伸直平放床上，伸直膝关节抬离床面，足跟稍离床，股四头肌完全收缩 10 秒，然后放松 10 秒，再循环进行；根据患者具体情况决定训练量；②CPM 仪的应用：训练原则是活动量由少到多，活动范围由小到大，时间由短到长，切忌操作过急，以防局部损伤；③坐位踢腿训练：患者能坐到床边时，双小腿自然下垂于床沿坐立，用力缓慢踢小腿，并逐渐增加活动量，一般每次 15~30 分钟，每天 2 次；④扶拐行走训练：患者从床边坐位下滑到床下站立数分钟，若无不适感，可由双人搀扶室内行走 10 米，休息片刻再走回床边，第一天进行 2 次，第二天开始护士指导患者扶拐或助行器行走到走廊，以后逐渐增加活动量，患肢勿负重。

112. 石膏固定的患者需要注意什么？

一些骨肿瘤患者术后，医生用石膏固定手术肢体，目的是保持患肢在特殊体位，防止患者的随意活动影响手术效果和伤口愈合。石膏固定期间需要注意以下要点：

（1）石膏固定的肢体要抬高一定角度，利于血液回流。

（2）石膏表面完全干固需要 24~48 小时，石膏没干时不要在石膏上盖衣被，保暖可以使用支架被；保证房间合适温度和通风，促进石膏干固。

（3）石膏没干时尽量不要搬动，必须搬动时要双手平托、用力均匀；禁止用手指抓捏，防止石膏变形。

（4）保持石膏清洁，避免食物、饮料及大小便的污染；如果石膏不小心被污染，应用湿毛巾擦洗，但毛巾的水分不能过多，防止石膏软化。

（5）因为石膏不透气，要每天查看石膏边缘的皮肤，同时可以轻轻按摩，促进血液循环。

（6）经常帮患者翻身，鼓励患者多活动石膏未固定的关节。

（7）石膏内瘙痒，绝不能用筷子之类的硬物搔挠，以免引起感染，可以用75%医用酒精擦拭皮肤边缘止痒。

（8）发生异常情况要及时通知医护人员：如石膏表面出现血迹、手指或脚趾发紫发麻、患者恶心呕吐或者腹胀腹痛等。

113. 骨牵引的患者需要注意什么？

牵引目的是让骨折复位、缓解疼痛、固定肢体、保持关节的功能位、减轻炎症扩散等。为了有效牵引，需要注意以下要点：

（1）牵引的重量、方向和位置由医生决定，家属不可随意调节。

（2）保证牵引绳在滑轮沟里，牵引绳悬垂重量和牵引肢体长轴要成一条直线，如果发现牵引螺丝松动、牵引架倾斜、重锤松脱等要马上通知医生。下肢牵引的脚不能抵住床尾栏杆；如果患者身体下滑，立即通知医护人员调整。

（3）牵引早期针眼少量渗血渗液是正常的，若针眼处持续流出淡黄色液体也不必紧张；注意保持针眼部位敷料干燥清洁，可以每日往针眼处滴加一次75%酒精预防感染。

（4）由于患者不能下地活动，要学习在床上使用便器，注意多吃蔬菜、水果预防便秘。同时没有被牵引的肢体要多活动，预防肌肉萎缩。秋冬季节注意保暖，预防受凉。

（5）如果患者觉得牵引部位疼痛、被牵引的肢体末端青紫麻木等异常情况，应及时告知医护人员。

114. 什么是轴线翻身？

轴线翻身是在骨肿瘤病房常用的一种翻身方法，是帮助脊椎、髋关节肿瘤患者手术后在床上翻身。翻身时必须保持颈、肩、腰、髋在同一水平线上，将患者翻转至侧卧位，以维持脊柱的正常生理弯度；避免因躯干扭曲造成脊椎的再次损伤。术后患者，按要求由医护人员每2小时轴线翻身一次，预防皮肤压疮发生，同时增加患者的舒适度。

115. 如何预防下肢静脉血栓形成？

静脉血栓是指当血液黏稠、血流速度变慢，加上血管壁损伤，导致血液成分在血管壁上停留堆积、堵塞静脉管腔的过程。如果下肢的静脉血栓脱落，随着血流漂移到肺部，患者就会有生命危险。

骨科手术患者发生下肢静脉血栓风险更高，我们要积极预防。

（1）基本措施：患者术后卧床期间，应抬高患肢20°～30°，利于静脉血回流。鼓励患者尽早下床活动；不能下床者，应鼓励在床上主动活动脚和脚趾、训练抬高下肢；不能活动者，由家属或护士按摩患者下肢。

（2）机械措施：在护士指导下正确穿抗血栓弹力袜、使用间歇性充气压力泵及足底静脉泵；帮助下肢肌肉收缩、挤压，有利于血液回流。

（3）药物治疗：配合医护人员，应用对抗血液凝集的药物。

一旦患者出现下肢肿胀、疼痛、两侧腿围粗细不一致、皮肤发紫或皮肤温度升高，可能发生了下肢静脉血栓，请立即通知医护人员处理。

116. 人工膝关节置换的骨肿瘤患者如何进行术前、术后锻炼?

膝关节是全身最大、结构最复杂的关节，下肢骨肿瘤患者在人工膝关节置换术前后，应在医护人员的指导下进行功能锻炼，有利于提高手术疗效，早日恢复膝关节功能，回归日常生活和工作。

术前锻炼：应在术前1周开始，提高患肢肌肉力量、避免附近关节僵直。患肢股四头肌的等长收缩：绷紧肌肉，伸直膝关节，保持5~10秒，5~10次/组，直到大腿疲劳为止。患肢踝关节的屈伸：慢慢用力伸直和弯曲踝关节，每次5~10分钟，休息片刻后再继续，不限次数。学习正确使用拐杖或助行器。

术后锻炼：手术当天患者麻醉清醒后就开始患肢踝关节的屈伸（同术前）练习。术后1~3天，股四头肌等长收缩（同术前）：先练健侧，再练手术侧。术后4~10天，患肢直腿抬高练习：先绷紧大腿肌肉、伸直整个下肢，然后缓缓抬高下肢、离开床面10~20cm，保持5~10秒后缓缓放下；重复练习至感觉大腿疲劳。

术后 11～15 天，患肢膝关节的屈伸练习：刚开始可以轻轻抬起患者患肢膝关节做屈伸练习，反复数次后，可放手让患者自己锻炼，20～30 次/组，5～10 组/天。

或者在 CPM 机辅助屈伸膝关节锻炼：在医生或护士的指导下开始，膝关节活动度从 0°～40°开始，每天增加 5°～10°，每天 2～3 次，每次 1 小时。术后 20 天左右，下地行走锻炼：初次下床需有人搀扶，患者要拄拐杖，用双腋窝撑住拐杖，先迈术侧下肢，用健侧腿负重，然后利用拐杖移动向前行走。每一步不宜迈大，注意安全，避免摔倒，适应数日后就可去拐行走。

上下楼梯：刚开始要用扶手，旁边要有人帮助，每次只上下一步台阶；一定要记住"**好腿先上、术腿先下**"。

117. 如何保护人工关节，延长其使用寿命？

（1）保持理想体重，减少关节负重和摩擦。

（2）出院后坚持有规律的锻炼，保持膝关节周围肌肉的力量和灵活性。

（3）保持正确姿势和步态，使关节均匀受力。如站立时腿要伸直，走路时要迈开步子、不要蜷着腿走路。

（4）选择适当的活动，如散步、骑车、跳舞、游泳；禁止跑步、跳跃等剧烈运动，重体力劳动也要避免。避免摔跤和外伤。

（5）从饮食、药物和锻炼等方面做起预防骨质疏松。

（6）遵医嘱定期复查。

（7）如有其他疾病需要任何手术，哪怕是一些小手术（如拔牙、镶牙和导尿等），都必须告诉主治医生自己曾经接受过人工关节置换手术。

（8）如果膝关节红肿热痛，伤口流水，要警惕感染；感染发生率很低，但它是最严重的并发症之一。如果人工关节已使用了若干年，最近出现活动时关节痛，可能是关节松动或磨损。出现以上情况请到医院及时处理。

118. 截肢术后幻肢痛是怎么回事？

恶性骨肿瘤发生在四肢时，为了生存，患者有时不得不面临截肢手术，切除部分或全部肢体。截肢术后，患者却常常感到被切除的肢体仍然存在，并有各种疼痛的感觉，这就是幻肢痛。慢性长期的幻觉性疼痛会严重影响患者的康复和工作生活。

119. 骨肿瘤患者手术出院后应注意什么？

骨肿瘤患者在手术出院后应注意：

（1）不同的手术方式有不同的术后功能锻炼方法，按照出院时医生安排的功能锻炼方法逐渐恢复身体功能。

（2）一些骨肿瘤术后需要其他治疗，如放疗、化疗等。应及时到相应科室就诊，以便进一步治疗。

（3）术后患者都需要定期复查，一般在术后第一年内需要每3个月复查一次，应及时到骨科门诊就诊，安排相应检查。

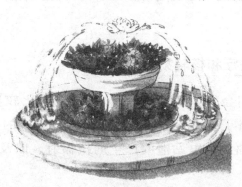

（三）放射治疗

120. 放射治疗是怎么回事？

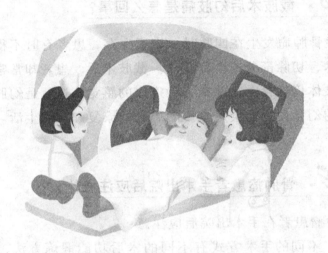

简单来说，放射治疗就是利用放射线能杀死肿瘤细胞的基本原理来治疗肿瘤。目前，用来治疗肿瘤的放射线主要有高能量的 X 射线、高能量的电子射线（β 射线）以及最常用来做近距离治疗的伽马射线（γ 射线）。这些射线进入到肿瘤内通过损伤肿瘤细胞核内的 DNA 导致肿瘤细胞死亡，从而达到治疗肿瘤的目的。

121. 放疗和核辐射有关系吗？

生活中我们会经常听到核辐射这个词，比较熟悉的有"二战"期间在日本广岛和长崎爆炸的原子弹造成的核辐射，2011年发生在日本福岛核电站泄漏产生的核辐射，以及前苏联切尔诺贝利核电站爆炸事件导致的核辐射。这些核辐射事件导致了很多人死亡，存活者中许多人后来患了肿瘤，并造成了严重的环境污染。这些事件都令人心生恐怖，以至于有些人谈"核"色变。

放射治疗的射线和核辐射完全是两码事，首先它的辐射源与核电站或原子弹的不一样。其次，医疗上的放射线和放射源都是可控的，它的储存、应用都有严格的管理制度保证安全，不会对患者、操作人员以及公众产生类似核辐射的危险。此外，目前大多数肿瘤治疗中心应用的放射治疗外照射机器都是直线加速器，只有在接通电源的情况下才产生射线，而且这些射线受到非常好的控制，操作人员、公众都是非常安全的。当然，在需要接触这些射线时操作人员会告诉患者防护方面的知识。所以，大可不必在需要进行放射治疗时而感到紧张和害怕。

122. 放疗可取代手术治疗吗？

放疗和手术同属局部治疗方法，也是治疗局限性肿瘤最有效的手段。但由于肿瘤的病因极其复杂，每种肿瘤的生物学特点也不尽相同，各种治疗方法的疗效也有差别，有些肿瘤应以外科手术治疗为主，有些肿瘤应以放射治疗为主，有些肿瘤则需以化疗为主。每位患者在被确诊时肿瘤的病理类型、分化程度千差万别，肿瘤的早、中、晚期也各不相同，所以，在决定治疗方案时需要综合考虑每位肿瘤患者的特点，分别采取不同的治疗方法以求达到最佳的疗效。此外，患者的全身状况、求治意愿等对治疗方案的选择也有重要作用。因此，从整体上来讲，放疗取代手术的说法并不恰当。

123. 什么是术前放疗或术前同期放化疗？

有一部分肿瘤体积较大（通常叫局部晚期），有些肿瘤的生长部位影响外科医生实施手术，尽管能够手术切下来，但往往会出现手术切缘离肿瘤的安全距离不够，或是组织缺损非常大，严重影响患者的美容、外观及重要功能，如说话、吞咽食物、看东西等。对于这些情况，肿瘤综合治疗组会提出讨论，利用放射治疗能够使肿瘤缩小甚至根治肿瘤，先行放射治疗，达到缩小肿瘤，提高手术切除率。放射治疗能够降低肿瘤细胞活性，减少手术中肿瘤细胞**种植**的机率，提高生存率，提高器官功能保全机率。

124. 癌症患者手术后多长时间进行放疗是最佳时机？

癌症患者手术后需要进行放疗的最佳时机一般在术后 4～6 周，一般不宜超过 8 周。由于放射治疗前需要了解手术后的情况，需要复查，一般需要 1 周左右的时间，住院或门诊收治后放射治疗准备还需要 1～2 周（不同疾病需要的时间不一样，头颈肿瘤需要较长时间）。因此，术后恢复快的患者，在术后 2～3 周应该到放疗科就诊，安排治疗相关事宜，以免耽误治疗。

当然，有些患者由于术后出现一些并发症，或者恢复较慢，耽误时间会长一些。如果耽误的时间太长，可能会对术后进行放疗的疗效产生影响，这种情况下医院通常会找具有丰富经验的教授级别医生或通过科室查房讨论决定方案，可能会建议患者选择密切观察，有问题再进行治疗。

125. 什么样的患者不能耐受放疗？

在以下两种情况下医生会认为患者不能耐受**根治性放射治疗**：①患者的自身情况差，患者体能状况评分小于 60 分；②患者伴有严重的内科疾病，而且这个疾病本身比肿瘤对生命更具有威胁时，比如严重的心、脑血管疾病等。

126. 应用放疗根治肿瘤需要满足哪些条件？

放射治疗杀死肿瘤细胞，治愈肿瘤需要满足以下几个条件：①治疗的位置要准确；②照射肿瘤的放射剂量要足够；③照射肿瘤的放射剂量分布要好；④对身体正常的组织要有很好的保护。以上这几点也是放射治疗治疗肿瘤的基本原则，从放射治疗学科建立之初放射治疗医生就认识到了这几点，而且一直在努力地实现这些目标。但是，由于机器制造技术和计算机控制技术的限制，放射治疗经历了常规放射治疗技术、三维适形放射治疗技术、调强放射治疗技术和图像引导调强放射治疗技术等阶段。而且，这种进步是加速发展的，常规放射治疗技术已经有 100 多年的历史了。最近二十年，后三种技术迅速发展，并且在世界范围内迅速推广。中国医学科学院肿瘤医院放射治疗科是全国实力最强的中心之一，无论从加速器的配置、放射治疗医生、放射治疗物理师、技术人员都是一流的，所采用的技术都是最先进的，常规放射治疗技术现已很少使用，肿瘤的治疗大都是采用调强放射治疗技术。

127. 用于治疗肿瘤的放疗技术有哪些?

用于治疗肿瘤的放射治疗技术大致分为常规放射治疗技术、三维适形放射治疗技术、调强放射治疗技术三类。

与三维适形放射治疗技术相比，常规放射治疗技术有下列不足。

常规放射治疗技术也叫二维放射治疗技术，已经应用了近100年，现在不发达国家以及我国的很多医院仍在使用。这种技术较为简单，直线加速器对其所产生的 X 射线的调控通过一对或两对准直器来实现，照射范围只能进行长和宽的调节，也就是说只能产生不同大小的长方形和（或）正方形照射野。而其定位技术也是采用常规模拟机，简单说就像拍胸部 X 线正、侧位片一样，将需要治疗的部位拍一张正面像和一张侧面像。在这两张定位片上，医生看到的肿瘤与周围组织的关系是由投影所构成的，真正的关系无法在放射治疗中体现。医生在这两张照片上将肿瘤和需要照射的范围画出来。但肿瘤生长的范围并不规则，而加速器产生的照射野只能是长方形或正方形，为了适应不规则形状肿瘤的治疗，放射治疗学家想出了用铅块挡掉不需要的射线的方法。由于只能在正、侧位两个方向上对照射野进行修饰，所以我们把它称之为二维照射技术。从临床实践结果来看，常规放射治疗技术可以治疗肿瘤，但是在杀灭肿瘤的同时大量的正常组织也受到损害，导致了相应的放疗并发症，有些放疗晚期并发症甚至非常严重，对患者生活质量的影响比较大。同时，由于肿瘤形状的不规则与正常组织/危及器官有重叠，为了避免正常组织/危及器官产生不能接受的并发症，有时不得不减少照射剂量，致使肿瘤组织无法获得足够的照射剂量而导致肿瘤局部控制率下降以及增加照射后肿瘤复发率。

128. 什么是调强放射治疗技术？

调强放射治疗需要高级计算机控制加速器的多叶光栅中的每一个叶片，在治疗过程中这些多叶光栅的叶片可以独立运动，在一次治疗完成之后，可以同时给予不同区域所需要的不同剂量，这就是剂量强度调节，简称调强，适形在这个技术中是基本条件。有了能够做调强适形放疗的加速器，还需要解决照射野方向的问题，这需要功能强大的计算机计划系统，从各个方向上去计算，从中挑出最好的照射野方向，这叫逆向调强放射治疗计划。也就是说，我们先确定肿瘤治疗的剂量，让计算机帮我们选择治疗的最佳照射野的方向以及各个方向上最佳的剂量。由此可以看出，调强放射治疗技术比三维适形放射治疗技术要求更高，肿瘤所接受的照射剂量分布更加适形，更容易得到足够的控制剂量，同时对正常组织保护也更好，患者获益也更多。

129. 调强放射治疗有哪些优点？

调强放射治疗的好处体现在两个方面：①使得肿瘤受到的照射剂量能够尽可能满足控制肿瘤的要求；②能够降低对正常组织的照射剂量，正常组织损伤减轻，有利于提高患者生活质量。不同的肿瘤从调强放射治疗中获益的程度并不相同，以上这两方面的权重也不一样，有时候会考虑让肿瘤接受的放射剂量多一些，有时候会考虑降低接受的放射剂量，保护正常组织的价值更为重要一些，医生们会从患者的需求及肿瘤的具体状况出发综合考虑，目的就是使患者得到最好的疗效和最小的正常组织损伤。

130. 调强放射治疗为什么准备时间较长？

调强放射治疗技术先进，但也非常复杂，对设备、对医生都有很高的要求。调强放射治疗是非常精确的治疗，也就是说哪里有肿瘤就需要照射到那里。因此，医生要花大量的时间和精力去搞清楚哪里有肿瘤，需要对患者的病变部位的 CT/MRI 图像进行仔细地阅读、测量，看看肿瘤生长在哪个部位，破坏了哪些结构和组织。在明确了肿瘤的范围和淋巴结转移的状态后，要确定哪些地方需要照射和保护，这就是通常说的画靶区的工作，这个工作也是一个费时费力的工作。医生需要在患者的定位 CT 图像上画靶区，并在每一层上把需要照射的肿瘤组织、需要保护的正常组织都勾画出来，在一个层面上有时需要画十几种结构，这也需要大量的时间。在靶区勾画完成后，还需要物理师根据医生的要求设计出照射方案，也就是通常所说的放疗计划，这个过程中需要处理的参数有上万个，目前非常先进的计算机计算一遍也需要几十分钟的时间，而一个计划通常需要计算很多遍。物理师通常会对同一个患者做 10 个以上的计划，从中挑出最好的、最满意的计划供医生评价和挑选。在最好的计划被物理师和医生选中后，在用它来治疗患者前还需要在假人身上先检验一遍，进行剂量检查，看看是否真的如计划所显示的一样完美，这个过程叫计划验证，只有通过了验证的计划才能用来给患者实施治疗。

由此可以看出调强放射治疗技术的先进性和复杂性，就不难理解需要等待的时间较长了。只有把靶区画准确了，计划做好了，才能收到最佳的效果。中国有句古话"磨刀不误砍柴工"就很形象的说明了这种等待是非常必要的。

131. 三维适形放射治疗技术指的是什么？与调强放射治疗技术相比其存在哪些问题？

CT模拟机以及相应的计算机技术的问世开创了三维适形放射治疗技术。所谓三维，就是通过CT模拟机扫描所需要治疗的部位，将获得的CT图像传输到治疗计划系统，在治疗计划系统中的CT图像上将肿瘤和需要保护的正常组织一层一层的勾画出来，在同一层CT图像上需要勾画所有的肿瘤组织和正常组织（这一过程通常被称作画靶区）。对一个头颈部肿瘤来说需要勾画的层面有上百层，每一层上又有好多种不同的结构需要勾画，需要医生花大量的时间才能完成。完成靶区勾画后，需要物理师重建图像，也就是利用计算机技术把需要治疗的部位建成一个虚拟的人体图像，在这个图像上可以从各个方向上观察肿瘤与正常组织的关系，有了空间的概念，所以称其为三维放疗技术。这个称呼还差了"适形"两个字，也就是说还需要作"适形"的工作，这就需要比二维放射治疗技术先进的加速器了。这种加速器控制X射线的设备由铅门准直器变成了多叶光栅，加速器产生的射野形状由原来的只能是长方形或正方形变成了不规则形状了，这样就可以在三维方向上与肿瘤（照射范围）的不规则形状相匹配，再通过计算机计划系统算出各个**照射野**需要的照射时间和照射剂量。因此，这种技术被称为三维适形放射治疗技术。由此看出，三维适形技术比二维技术复杂、先进，其对定位设备、加速器、放疗从业人员、治疗计划系统的要求大为提高。同时三维放射治疗技术由于适形度增加，使肿瘤能够获得所需的控制剂量，治疗肿瘤的疗效得以提高，对正常组织的保护也优于常规放射治疗技术。

与常规放射治疗技术相比，三维适形放射治疗技术是放射治疗的一大进步，但仍有一些缺陷。主要体现在以下几个方面：①通常把需要照射的范围划分为三个区域：肿瘤区域、肿瘤周围邻近区域和可能出现转移的区域。对这三个区域而言需要照射的剂量是不一样的，三维适形放射治疗技术不能在同时给予这三个区域不同剂量，所以需要分三个阶段来完成，而后一个阶段均会对前一个阶段产生影响，这种影响对肿瘤治疗和正常组织保护都是存在的；②三维放射治疗技术的**照射野**方向的确定，只能由物理师和医生根据肿瘤和正常组织的相对关系以及治疗经验来确定，选择的照射方向可能不是最理想的。

132. 放射治疗的流程是怎样的？

放射治疗是一个系统工程，需要做大量的工作，一般把整个放疗过程分成三个阶段：第一阶段为准备阶段；第二阶段是放疗计划设计阶段；第三阶段是放射治疗的执行阶段。

准备阶段需要完成的工作：确定肿瘤分期、明确肿瘤范围，做好放疗前准备工作。

计划设计阶段：完成患者 CT 模拟定位，靶区勾画和放疗计划的计算，放射治疗计划的验证。

放射治疗的执行阶段：放射治疗开始执行，每周需要进行治疗位置是否正确的验证，并对患者的肿瘤和正常组织进行检查，观察疗效，如有反应给予相应的处理。

133. 什么是放疗计划设计？

简单地说，放疗计划就是物理师设定如何利用射线来满足医生规定的靶区和正常组织所接受的剂量要求的过程。

放射治疗计划尤其是调强放射治疗计划的设计是一个非常复杂的过程。需要从业人员有非常丰富的经验和先进的计算机计划系统。现在的计划系统大多是逆向设计计划，在强大的计算机系统的辅助下，制定出最优的计划，最大限度地满足对肿瘤照射剂量的要求和对正常组织的保护。

134. 什么是放疗增敏剂？

决定肿瘤放射治疗疗效的因素非常多，其中，很重要的一点是肿瘤对放射治疗的固有敏感性，也就是说肿瘤本身对放射线敏感还是抗拒。尽管肿瘤放射敏感性与肿瘤可治愈性不是完全相等的一回事，通常来讲，放射敏感性差的肿瘤局部控制率差，局部控制不好，肿瘤转移的机会也增加，总体疗效会下降。

135. 什么情况需要用放疗增敏剂？

放疗对肿瘤局部的控制效果受多因素影响，与肿瘤的大小、肿瘤的血液供应情况、肿瘤的生长环境和肿瘤的对放射线敏感性有关，还与肿瘤的生长方式（外形）有关。一般来讲，肿瘤体积大、肿瘤血液供应差（具体体现可能在 CT 或核磁检查的图像上，显示有肿瘤坏死或淋巴结中心坏死，周边强化）、肿瘤呈浸润性生长等情况，肿瘤对放射线敏感性较差。另外，还有一些肿瘤基本突变能够部分反映肿瘤对放射线的敏感性，如表皮生长因子受体高表达等。在这些情况下，可以考虑使用放疗增敏剂。

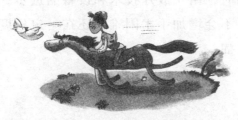

136. 放疗增敏剂有什么副反应？用放疗增敏剂有什么要求？

目前常用的放射增敏剂有甘氨双唑钠，其副作用不多，相对比较安全，常见的副作用为皮疹和瘙痒，发生率比较低。

放疗增敏剂要求在放疗前使用，一般要求在放疗前 1~3 小时从静脉输入，然后开始放疗。

137. 骨与软组织肿瘤的放疗有哪些形式？

骨与软组织肿瘤的放疗根据放疗与手术的先后顺序区分为三种形式，包括手术前的放疗，简称术前放疗；手术过程中的放疗，简称为术中放疗；手术后的放疗，简称为术后放疗。

138. 骨与软组织肿瘤的术前放疗有哪些作用？

骨与软组织肿瘤术前放疗可以使部分不能手术的患者经放疗后转化为可以手术切除。同时术前放疗既可以消灭肿瘤周围肉眼看不到的肿瘤细胞，也可以使肉眼看到的肿瘤缩小，从而缩小手术范围，减少截肢的可能性，较好地保存了患者术后的功能。术前放疗也可以降低肿瘤细胞的活力，从而降低肿瘤局部**种植**率和远处转移率。同时，由于放疗技术和设备的进步，有计划地进行术前放射治疗并不会增加手术困难，还在一定程度上减少了术后放疗相关的并发症。

139. 什么是术中放疗？

术中放疗是指在手术中切除肿瘤后或通过手术暴露不能切除的肿瘤，对术后的瘤床、残存肿瘤、淋巴引流区及易转移复发部位或不能切除的原发肿瘤，在术中直视下给予以上区域一次性大剂量照射。术中放疗方式一般包括移动式术中β线放疗、术中浅层 X 线放疗和组织间后装治疗或移动到外照射加速器室等。

140. 术中放疗能用于骨与软组织恶性肿瘤吗？

由于骨与软组织肿瘤多邻近关节，外照射的术后放疗可能导致部分患者较重的皮下纤维化、远端肢体水肿和关节功能强直等。因此，人们希望在提高肿瘤控制率的情况下，找到毒性反应更小的放疗手段。由于术中放疗的照射范围是在直视下，并且是和手术医生商议下确定的，克服了外照射的部分缺点，使准确性好，范围相对小，治疗毒性小。因此，术中放疗是可以用于中晚期骨与软组织恶性肿瘤的综合治疗手段，单独应用或结合术后放射治疗。

141. 术中放疗在哪些骨与软组织恶性肿瘤中应用？

局部中晚期的骨与软组织肉瘤可以考虑在手术切除肿瘤后给予术中放射治疗，特别是那些手术加术后放疗后复发者。是单纯术中放疗还是术中放疗加术后外照射放疗，要依据患者病情综合考虑，目的是得到一个较佳的治疗效果。

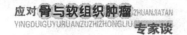

142. 骨与软组织肿瘤的术中放疗有哪些作用？

骨与软组织肿瘤的术中放疗主要应用于以下情况：当肿瘤外侵明显或已侵及重要组织结构时，手术难以完全切除肿瘤，很难获得安全的手术切缘或手术残留较小病灶者。术中放疗可以对瘤床、残留病灶和肿瘤邻近的区域进行一次大剂量直接照射，其照射范围较准确，对周围正常组织影响较少，可有效地杀灭局部癌细胞，减少局部复发。

143. 术中放疗主要有什么优缺点？

术中放疗由于是在术中，已经暴露了要照射的区域，照射范围是由手术与放疗医生会诊决定，而且是在直视下进行，加上 β 线本身的特性，在达到最高剂量后非常陡的下降，在 1cm 内明显下降 50% 以上，达到了对照射区域后的组织保护。还有不需要照射切口区的皮肤及皮下组织，这样就有定位精确、照射区域精确而副作用相对小的优点。

术中放疗是一次性照射，是其优点，但也是不足的主要原因。放射线致死肿瘤细胞表现为指数性杀死，相对来说宜多次照射。另外，照射多少剂量把握性的难度要大，如果剂量过大也可导致严重副作用。尽管相对外照射放疗有优点，但本身也会有损伤，只是程度轻。

144. 术中放疗并发症大吗？

术中放疗是用 β 线，对肿瘤细胞有杀伤作用，但对正常射野内的细胞也会造成一定的损伤。由于是直视下进行，精确和准确性较好，照射范围相对较小。因而可能拔引流管的时间相对要延长，对伤口的愈合也可能有较小的影响。长期副作用相对外照射要小或轻，包括放疗区域的纤维化、关节强直等。

145. 进行术中放疗的程序是什么？

首先，外科医生根据病情和治疗规范，如果认为适宜术中放疗或需要术中放疗，请放疗科负责术中放疗的医生会诊，决定是否适宜术中放疗、术中放疗的方式（是否结合术后外照射放疗等），然后，由会诊医生向患者及家属告知为何决定给予术中放疗、术中放疗的优缺点以及是否结合术后放射治疗，经患者及家属充分了解后签署知情同意书。在外科完成肿瘤切除后，放疗医生与手术医生再共同商议，讨论治疗范围，根据手术切除情况给予照射剂量以及是否采取术中、术后结合放疗等办法。根据讨论结果实施术中放疗。

146. 术中放疗能替代术后外照射放疗吗？

术中放疗不能替代术后外照射放疗。只是部分病变可以单纯术中放疗，部分是术中加术后放疗，部分不宜术中放疗。这需要医生进行讨论后决定，并且应该与患者和家属沟通。

147. 骨与软组织肿瘤的术后放疗有哪些作用？

骨与软组织肿瘤术后放疗的优点在于可对肿瘤进行正确的组织学评价，对肿瘤的分型及分级无干扰，不延迟手术时间，无伤口愈合问题，但由于术后瘤床血供减少和瘢痕形成，使放疗敏性下降。术后放疗与手术间隔应尽量缩短，在伤口愈合后就尽快开始。对一些肿瘤较大、位置较深、病理分级高、手术切缘有肿瘤残留或术后复发的患者往往需要术后放疗，从而降低局部的复发率，提高疗效。

148. 软组织恶性肿瘤患者手术后需要放射治疗吗？

软组织肉瘤是一类起源于胚胎期中胚层的机体间充质组织，具有局部隐匿侵袭性浸润生长及易于术后复发和发生远处转移等特点。容易发生部位包括四肢、躯干及腹膜后。手术后加放疗已成为标准治疗模式，可以降低局部复发和保留肢体等。由于术中放疗有其优势，也被越来越多地应用于此病的治疗中，成为其综合治疗的一部分。

149. 骨肉瘤患者做放疗的适应证、范围及剂量是什么？

骨肉瘤对放疗的敏感性较差，放疗主要应用于以下情况：①放疗配合手术、化疗的综合治疗，可分为术前和术后放疗，以达到保留肢体的目的；②手术切缘未净及术后复发；③不能或拒绝手术的患者进行姑息性治疗，使肿块缩小，减轻症状。由于骨肉瘤放射敏感性差，所需照射剂量较大。术后辅助放疗常用剂量为50~60Gy/5~6周，根治性放疗时先大范围照射肿瘤所在骨的区域，放疗剂量为45~50Gy/4.5~5周，然后缩小照射范围照射，总剂量达到65~70Gy/6.5~7周。

150. 骨巨细胞瘤患者做放疗的适应证、范围及剂量是什么?

骨巨细胞瘤治疗以根治性手术切除为主,被侵犯的软组织也应彻底切除。对于手术安全边界不足、手术后肿瘤残留或无法手术的患者需要放疗。骨巨细胞瘤对放疗中度敏感。由于肿瘤组织在髓腔内可蔓延 1~5cm,如果病变在长骨,放疗范围需包括肿瘤外 5~7cm。放疗剂量为 45~55Gy/5~6 周。

151. 软骨肉瘤患者做放疗的适应证、范围及剂量是什么?

软骨肉瘤的放疗适应证包括:手术切除的安全距离不够、术后肿瘤有残留、手术后复发的患者。放疗剂量:55~65Gy/5~6 周。由于软骨肉瘤对放疗并不敏感,对于术后肿瘤残留较多者,放疗效果并不理想。

152. 尤文肉瘤患者做放疗的适应证、范围及剂量是什么?

尤文肉瘤对放化疗均敏感,但由于早期即可出现远处转移,目前多采用全身化疗加局部治疗(手术或放疗)的综合治疗。放疗适用于手术安全边界不足、手术后肿瘤残留或无法手术的患者。放疗范围:若为长骨病变,病变处两端各扩大 3cm;若为扁骨病变,则全骨照射。放疗剂量 50~55Gy/5~6 周。

153. 软组织肉瘤患者做放疗的适应证、范围及剂量是什么？

软组织肉瘤种类繁多，发生部位各异，且恶性程度不一。术后放疗**适应证**有：对于低度恶性的软组织肉瘤，术后切缘≤1.0cm或切缘不净、术前肿瘤大于5cm；对于高度恶性的软组织肉瘤，除非肿瘤体积非常小且可以大范围扩大切除，否则无论切缘如何都建议术后放疗；另外术后复发者也需要进一步放疗。放疗范围包括原瘤床或手术瘢痕纵向外放5cm、横向外放2~3cm，包全整个术后瘢痕和引流口。预防剂量为50Gy，瘤床区域加量照射至60Gy；若存在切缘阳性或有大体肿瘤残留时，局部需补量至66~70Gy。

154. 放疗前患者需要做哪些心理准备？

放射治疗是一个相对较长的过程，患者在治疗前需要做的准备有几点：①需要患者树立起战胜疾病的信心；②需要患者调整好心态：有的患者得知自己患病后非常恐惧，这样对治疗疾病百害而无一益，因此，在治疗前一定要放宽心，坦然面对，积极配合治疗；③需要患者构筑好克服困难的心理准备：放射治疗过程中会出现一些副反应，这是机体对外来刺激的生理反应，医生也将积极想最好的办法把副反应发生率和严重程度降到最低，帮助患者完成治疗。

155. 放射治疗对患者的着装有什么要求？

为了减少对照射区域皮肤的摩擦和刺激，建议患者放疗期间穿柔软宽松、吸湿性强的纯棉类内衣；避免穿粗糙及化纤类衣物。头颈部接受放疗的患者，上衣最好穿无领开衫，不要穿硬领衬衫，男士不打领带，便于穿、脱和保护颈部皮肤。

156. 什么是热疗？什么情况下需要做热疗？

简单地说热疗就是通过各种加热技术和方法，使肿瘤组织温度升高到一定程度，达到杀死肿瘤细胞的目的。现在局部热疗的方法主要是微波热疗仪。

热疗有局部热疗、区域热疗以及全身热疗。热疗主要的作用机制是利用热能使肿瘤细胞的蛋白质变性，肿瘤细胞丧失功能而死亡。同时，研究还表明，肿瘤内乏氧细胞对热疗比较敏感，而对放疗比较抗拒，放疗联合热疗可以提高乏氧细胞的杀死率。热疗通常需要和其他治疗如放疗和（或）化疗联合应用，才能较好地提高疗效，如鼻咽癌最常用的是局部热疗，主要用于有较大颈部淋巴结的患者，与放疗联合应用，促进淋巴结消退，提高肿瘤的控制率。所以，对于颈部有较大淋巴结的患者，淋巴结质地较硬以及 CT 或磁共振提示有淋巴结坏死的患者，放疗联合热疗获益较多。对于深部软组织肿瘤和骨肿瘤，可以采用深部热疗仪配合放化疗进行。

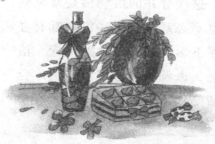

157. 皮肤破了还能做热疗吗？

热疗的实现需要通过热疗的加热装置与皮肤接触，才能传导热量到肿瘤组织。皮肤破损后，局部的对温度敏感性会变差，感受不好加热温度的高低，容易造成局部皮肤和软组织出现损伤。因此，皮肤破了一般不宜做热疗。

158. 热疗和放疗怎么配合？

单纯用热疗治疗肿瘤的疗效比较差，热疗需要和放疗或化疗联合应用，以期获得最好的疗效。热疗在放疗前、后做都行，一般热疗和放疗间隔要求小于 1 小时。

由于肿瘤细胞对加热有耐受能力，也就是说在接受一次热疗后的一段时间内，再次做热疗会没有疗效或疗效明显下降，为了去除肿瘤细胞热耐受对治疗疗效的影响，两次热疗的间隔时间需要在 48 小时以上。因此，热疗一般每周 2 次，周一和周四或周二和周五，与放疗或化疗配合使用。

159. 癌症患者放疗期间出现了合并症怎么办？

有些癌症患者可能会合并其他的疾病，如心脏病、高血压、甲亢、糖尿病等，这些合并的疾病多是常见病，并不奇怪，有合并症的癌症患者也不必紧张，这些疾病都有办法控制。这些得到良好控制的合并症不影响癌症的放射治疗。治疗中医生会关注这些疾病的控制情况，患者不要忘记服用治疗合并症的药物，并及时向医生反映病情变化情况。

160. 高血压等疾病对放疗有影响吗？

高血压等疾病是目前常见疾病，很多患者诊断为肿瘤时也合并有这些疾病。如果病情不严重，服药能够控制，不会影响放疗的进行。因此，合并有这些疾病时也不要太紧张，控制好后可以接受放射治疗，但一定要控制在正常水平。

161. 合并有糖尿病的患者会增加放疗的风险吗？应怎么应对？

糖尿病是一种常见病，很多患者在诊断癌症时合并有糖尿病，有的已经有几年糖尿病病史了，有的是初次发现患有糖尿病。那么，糖尿病会影响放疗疗效吗？会增加放疗副作用吗？

一般不会影响放疗疗效。首先，糖尿病是能控制的，好多患者患有糖尿病多年，但一直控制得很好。即使是初次发现患有糖尿病，也有办法把血糖控制在正常范围内。所以，合并有糖尿病的癌症患者不必担心。

伴有糖尿病患者的正常组织对放疗要敏感些，可能放疗反应要稍微重一些。医生在治疗过程中会密切关注患者的反应，给予积极的处理，保障患者能够顺利完成治疗。

有血糖仪的患者可以增加监测血糖的次数和频率，及时了解血糖控制情况，并告诉医生，协助控制好血糖。

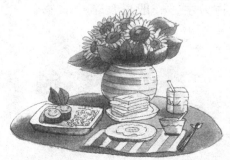

162. 放疗中营养支持为什么特别重要？放疗中什么食物不能吃？

放射治疗时间长，照射的组织多，特别是口腔黏膜、咽部的黏膜比较娇嫩，头颈部放疗过程中会出现黏膜炎，导致口腔疼痛，吞咽疼痛，严重影响进食，导致体重下降，胸部肿瘤放疗时会出现食管炎，腹部肿瘤放疗时会出现腹泻等症状。同时，放射治疗的全身反应还有食欲下降，这些情况会使患者吃不下饭，或者营养吸收不好，会导致营养不良。营养不良的危害非常大，主要有几个原因：①由于进食减少，营养不够，身体合成红细胞、血红蛋白的原料减少，会出现贫血；贫血会引起血液运送氧气的能力下降，肿瘤会因此而缺氧，而缺氧的肿瘤细胞对放射线非常抗拒，影响疗效；②由于营养不良，身体抵抗力下降，易患感染、感冒等，会出现发热甚至高热，需要中断放疗，影响疗效；③身体抵抗力和免疫力下降后，抵御肿瘤细胞侵袭的能力下降，容易出现远处转移，总体治疗效果下降；④由于营养不良，会出现体重下降，肿瘤与周围健康组织的相对关系也会发生改变，会导致肿瘤和正常组织的放疗剂量与事先计划的剂量不一致，使肿瘤控制率下降或正常组织损伤加重。因此，接受放射治疗的患者在治疗过程中以及治疗后一段时间（急性反应恢复期）的营养支持非常重要，患者一定要克服困难，尽可能保持体重不下降。

放疗过程中，对食物的种类没有特殊要求，以**高蛋白、易消化和易吸收的食物**为主，一般忌食辛辣食物。

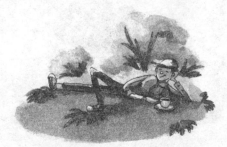

163. 放疗过程中会出现哪些身体反应？

放射治疗过程中身体出现的反应有全身反应和局部反应两种。全身反应包括恶心、食欲下降、疲乏，有时候会导致血象的下降。局部反应则与照射部位有关，包括照射部位的皮肤反应，不能一概而论，由于具体病变不同，所以照射范围不一样；由于患者身体情况的差异，所以出现的反应也不一样，轻重程度也不一样。如照射头颈部会出现口干、口腔黏膜溃疡、吞咽疼痛；照射胸部可能会导致肺炎、气管炎、食管炎等；照射腹部会出现恶心、呕吐、腹痛、腹泻等症状。

164. 放疗期间白细胞减少怎么办？需要停止放疗吗？

放疗期间白细胞减少的情况比较常见，但多数患者白细胞减少的程度都比较轻微，而且减少过程也比较缓慢，对治疗的影响较小。还有些患者在放疗前或放疗期间同时接受化疗，这种情况下对血象影响作用较大，有时会出现Ⅲ～Ⅳ度的**骨髓抑制**，白细胞减少可能会到一个比较低的水平。这种情况下医生会给予药物治疗，患者也要加强营养供给，尽快恢复白细胞的水平，纠正贫血等。

如果**血液学毒性**达到Ⅳ级，应该停止放疗，尽快恢复，同时避免感染。

165. 放疗期间如何保护患者的皮肤？

放疗期间可通过以下几方面保护好照射野皮肤：①要保持**照射野**皮肤清洁、干燥，减少物理及化学性刺激；可用清水温和地清洗；不要用碱性肥皂，更不能按摩和用力揉搓；避免使用酒精、碘酒、胶布及化妆品；避免冷、热敷的刺激；②充分暴露照射部位的皮肤，不要覆盖或包扎，如出现瘙痒不要抓挠，避免人为因素加重皮肤反应程度，医生会根据具体情况指导用药；③当皮肤出现脱皮或结痂时，不要撕剥；剃毛发时宜使用电动剃须刀，避免造成局部损伤。

166. 放疗期间可以联合靶向药物吗？

分子靶向治疗药物治疗肿瘤具有非常强的特异性，它可以针对肿瘤细胞发生、发展生长过程中的特定分子靶点对肿瘤细胞起杀伤或抑制作用。但由于调控肿瘤细胞生长和肿瘤细胞特征的位点特别多，是一个网络，大部分分子靶向治疗药物单用时，其治疗肿瘤的有效率只有15%～30%。目前，大部分临床研究证明，分子靶向治疗药物与放射治疗和（或）化疗联用能起到较好的效果。因此，放疗期间可以联合使用有效的分子靶向治疗药物。

167. 放疗期间需要使用治疗辐射损伤的药物吗？

目前，治疗辐射损伤的药物较少，有些药物会具有减轻放疗损伤的作用，可以考虑适当使用。但由于不同疾病照射部位不一样，损伤的类型和机制也有差别，需要具体疾病具体分析，需要咨询主管医生。

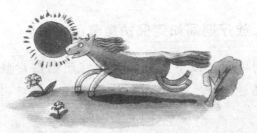

168. 放疗期间如果机器坏了，放疗中断会影响疗效吗?

肿瘤放射治疗的安排是周一到周五连续治疗 5 次，周六、周日休息，这是有计划的安排。这样的安排有几个好处，第一，肿瘤组织受到连续 5 次的放射治疗后，能够累积足够的杀伤作用。第二，休息两天，正常组织的损伤得以修复，正常组织的修复能力和恢复速度比肿瘤组织要强和快，休息两天再开始新的一轮治疗。第三，在休息的两天内，治疗的机器得到很好的检修，保证良好的性能。

治疗中要尽可能避免治疗的中断，要避免一切不是计划需要的治疗中断，尤其是口腔反应重的时候。为什么呢? 主要是非计划的中断治疗，会导致总的治疗时间的延长，这种治疗时间的延长会导致肿瘤局部控制率的下降，主要原因是肿瘤有这么样一个特性：在肿瘤细胞杀死到一定程度时，肿瘤细胞会出现比原来生长速度更快的情况，医学上叫肿瘤细胞的加速再群体化，以前叫加速再增殖，从字面上就能理解成肿瘤细胞生长更快了。这个时间点大多在放疗开始后的第 21 天以后，而这个时间也是患者出现口腔黏膜炎，引起咽痛，影响进食或其他副作用出来的时候，有的患者希望能够停一停放疗，待症状减轻点再治疗，但来自医生的建议是不要中断放疗，在积极处理这些副作用的同时，坚持按计划完成放疗，以保证疗效。

加速器有出现故障的时候，特别是夏天加速器故障率会增加；有时候会赶上国庆节、春节等长假，这些都有可能导致治疗的中断。为了避免这些情况导致的非计划性治疗中断，医院可以采取机器小故障当时修，中等故障不过夜，大故障周末和节假日加班修等，将对患者治疗中断的影响降到最低，确保治疗质量。

169. 放疗期间患者能洗澡吗？

患者放疗期间可以洗澡。使用比较温和的沐浴液，并注意保护好医生在患者皮肤上画的标记。标记线会随着时间的推移变淡，尤其在夏天更容易变得不清楚。在洗澡前，患者应先看看标记线是否清楚，如果不清楚先找医生重新画一下再洗澡。洗澡时动作要轻柔，不要抠和搓擦放疗区域的皮肤，水温不宜过高。

170. 放疗期间患者可以做运动吗？

患者放疗期间可以做适当的运动，原则是运动后不感到疲劳为宜。

171. 放疗期间的患者能和亲人接触吗？

肿瘤不是传染病，不会传染给周边的人。体外照射的放射线以及后装放疗的放射线也不在患者体内存留，也不会发生辐射污染。接受放疗的患者可以和亲人接触，而且和亲人在一起会让患者感受到亲情，充满温暖，增加战胜疾病的信心。

172. 原发肢体骨与软组织肿瘤放疗过程中的体位和固定方式有哪些？

为保证放疗计划的准确实施，放疗过程中需要保证患者每一次放疗时的体位与放疗前定位时的体位一致。因此，在放疗实施过程中会利用一些特制的设备进行体位的固定。放疗时原发肢体肿瘤的固定方式与原发躯干部位的肿瘤不同。下面简单介绍一下不同原发部位放疗的固定和体位。小腿：患侧小腿水平伸直，用"丁"字鞋固定；采用水平野照射时需抬高健侧下肢，避免其受到照射。股内侧：蛙腿位，男性患者注意保护外生殖器。臀部和股后侧：俯卧位。上肢：外展位，可用真空泡沫垫固定，患肢腋下可垫泡沫板，分开并固定上肢与躯干的位置。手指或脚趾：可用泡沫板将患指或脚趾与邻近正常手指或患趾分开并固定，需要时表面垫凡士林纱布以提高局部表面剂量。

173. 放疗的疗效与哪几类因素有关？如何判断肿瘤对放疗是否敏感？放疗过程中为什么要进行中期疗效评价？

肿瘤放射治疗的疗效与下列因素有关：第一类是肿瘤本身的因素，比如肿瘤病程的早晚、肿瘤生长方式、破坏了哪些结构；与重要的组织（如脑干、脊髓、眼睛、视神经）等的关系，肿瘤对放射治疗和化学治疗的敏感性等。第二类是患者因素，比如患者的身体强壮与否、年龄、有没有合并症、能不能耐受放射治疗。第三类就是治疗相关因素，比如治疗的位置准确与否、剂量是否足够。另外，就是放射治疗是否有调整的可能。影响疗效的几类因素中，对于患者个体第一类和第二类以及第三类的前部分都基本上是固定的。那我们就看看在放射治疗本身上有哪些可以影响疗效。简单地讲影响因素有 3 个，即总剂量（控制肿瘤需要的剂量）/分次剂量（每天照射多少剂量）和总的治疗时间（治疗天数）。他们的关系是总剂量＝分次剂量×治疗天数，从这个关系来看，如果总剂量确定了，其余两个因素中只要有一个变了，另一个就会跟着改变。总剂量与肿瘤的期别、大小（体积）有关，通常在治疗前会确定好。那么，分次剂量的大小对肿瘤的影响关系有多大？值不值得调整？调整的依据是什么？一般来讲，放射抗拒的肿瘤分次剂量大一点的效果要好些，当然不能无限大，太大了会伤及周围正常组织。

判断肿瘤对放射治疗抗拒或是敏感，现在还没有绝对准确的办法在治疗前就测定出肿瘤对放射是否敏感，有些方法可以提供些参考。肿瘤治疗了一段时间，根据肿瘤缩小的情况可以帮助判断是否敏感，为了保证调整及时可行，中期复查就显得非常重要了，在放射治疗4~5周时进行中期检查，能够帮助我们确定是否需要调整单次剂量，甚至能够帮助我们提前判断治疗结束时是否有可能有肿瘤残存，是否需要增加照射剂量。

肿瘤在治疗前非常大，而且对放射治疗比较敏感，从每周一次的体格检查中能够初步看出来，这种情况更有必要进行中期疗效评价，甚至更早些时候的疗效评价。根据具体情况做适当调整，可以帮助更加准确地照射肿瘤，更好地保护正常组织，使患者得到更好的疗效和提高其生活质量。

174. 怎么自我判断放射治疗的效果？

对于患者，最关注的莫过于肿瘤是否对放射治疗敏感，疗效好不好，在治疗过程中，有没有办法自我判断疗效呢？让自己心里有底呢？

对不同的肿瘤，患者能够自己判断的程度是不一样的，对看得见、摸得着的比较好判断一点，对那些位置深、查体看不到的肿瘤自我判断比较难。

下面介绍一种方法以帮助患者简单判断放疗是否有效，当然最终的判断仍然需要医生来做。

最主要的是根据症状的变化来判断是否有效，也就是说，患者是因为什么原因去医院看病的，这些原因在治疗后有没有变化，如果有变化，说明治疗起作用了。如骨与软组织肉瘤患者术前放疗者，放疗后局部疼痛减轻，肿块变小。可以根据这些来判断每一点进步和改善，自己能够了解，使自己对治疗充满信心。当然，具体疾病需要具体分析。

175. 放疗的副反应可以减轻和预防吗？

放疗的副反应分为早期反应（急性反应）和晚期并发症，与照射的部位、剂量的大小、照射范围以及是否联合同期化疗有密切关系。

放疗副反应与手术后会在皮肤上留下疤痕、接受化疗时会有相应的不良反应一样常见，是机体对外部刺激的一种正常反应，并不奇怪，不必紧张，也并不那么可怕。放疗科医生在给患者治疗时，除了追求最佳的控制肿瘤效果外，同时也会特别关注降低放疗副反应、提高患者的生活质量。通常会采取先进的放射治疗技术，准确设定治疗范围，对正常组织加以很好的保护，使副反应发生的机率和严重程度降至最低。在治疗过程中，也会给予相应的处理和支持治疗，减轻放疗的副反应。以期保证绝大多数患者能够顺利完成放射治疗。

176. 对肢体软组织肉瘤患者做放疗会有哪些不良反应？

（1）早期不良反应：放射性皮肤反应、局部皮肤红肿，少数患者甚至有局部破溃、**骨髓抑制**等。

（2）晚期不良反应：皮肤毛细血管扩张，皮肤、皮下组织及肌肉纤维化硬化，肢体水肿，关节活动障碍，极少数严重者出现骨折、骨坏死等。

177. 放疗后皮肤和黏膜反应还会持续多久?

照射部位涉及皮肤和黏膜的放疗,放疗期间及放疗后患者通常会出现皮肤反应和口腔/食管/胃肠道黏膜反应,在治疗结束时可能是比较严重的时候,放疗结束后还会持续多长时间呢?

有两个非常重要的因素会影响这个时间:①黏膜溃疡的范围和深度:放疗结束时如果黏膜溃疡范围较大,疼痛比较明显,如果医生告诉患者是Ⅲ度的黏膜反应,持续的时间会在 2 周以上;②是否合并同时的化疗:现在局部晚期鼻咽癌放疗时大多合并同期化疗,同期化疗的第三疗程通常在治疗的最后 3 天才完成,治疗结束时它对黏膜的损伤尚未完全体现出来。另外,放疗同期合并化疗的患者黏膜的反应程度比单纯放疗重。所以,同期放化疗患者在治疗结束时可能最严重的黏膜反应还未表现出来,在治疗结束后 2 周仍然是比较严重的时候,一般需要 1 个月甚至更长的时间才能好转,在这段时间里,需要按照在治疗期间一样注意口腔黏膜和皮肤的护理。

178. 放疗结束后一段时间内需要继续使用放疗辐射损伤保护的药物吗?

如果放疗反应比较重,可以考虑继续使用一段时间的放疗**辐射损伤**保护药物。患者皮肤、皮下组织出现纤维化者,可考虑使用干扰素-α 较长一段时间。

179. 肿瘤患者在放疗后的日常生活中需要注意什么？

肿瘤患者接受治疗后的日常生活中应注意以下几点：①保持良好的心态和积极的生活态度，相信自己能够康复和彻底战胜肿瘤；②保持良好的生活习惯，正常作息，不过度疲劳；③坚持适当锻炼，强度以不感到累为原则；④加强功能锻炼，比如头颈部肿瘤患者治疗结束应该练习张嘴、转头，乳腺患者治疗后应加强上肢功能锻炼等；⑤定期到医院进行复查。

180. 放疗后什么时候复查？复查时需要查哪些项目？

肿瘤患者接受治疗后对复查有些具体的要求，一般放疗后1个月复查，观察肿瘤消退情况和正常组织恢复情况。以后2年内每3个月复查一次，2年以后每半年复查一次，5年以后每1年复查一次。有症状复发或异常情况出现时，应及时到医院进行复查。

复查的项目与治疗时的检查项目基本一致，有特殊提示时会给予一些特殊的检查。

181. 放疗后肿瘤复发了，应该注意什么问题？

放疗后肿瘤复发了，需要搞清楚几个问题：原来是什么疾病？复发的情况是怎么样的？局部病变晚不晚？有没有合并其他部位转移？此次复发距放疗的时间是多长？有没有合并症？放疗后的后遗症是否明显？然后根据具体情况决定下一步怎么办。不同的肿瘤复发，进一步的治疗是有差别的，不能一概而论，应与医生探讨进一步治疗方案。

（四）内科治疗

182. 什么叫化疗？

化疗是化学药物治疗的简称，是指用化学合成药物治疗肿瘤及某些自身免疫性疾病的主要方法之一。化疗是一种"以毒攻毒"的全身治疗方法。这类药物主要基于肿瘤细胞较正常细胞增殖更快的特点，通过直接破坏肿瘤细胞的结构或阻断细胞增殖过程中所需的物质来达到杀伤肿瘤细胞的目的。因此，化疗对正常细胞和机体免疫功能等也有一定程度的损伤，可导致机体出现不良反应。

183. 什么是新辅助化疗？

新辅助化疗是指在实施局部治疗方法（如手术或放疗）前所做的全身化疗，目的是使肿块缩小、及早杀灭看不见的转移细胞，以利于后续的手术、放疗等治疗。对于早期肿瘤患者通常可以通过局部治疗方法治愈，通常并不需要做新辅助化疗。而对于晚期肿瘤患者由于失去了根治肿瘤的机会，通常也不采用新辅助化疗的方法。新辅助化疗通常是用于某些中期肿瘤患者，希望通过先做化疗使肿瘤缩小，再通过手术或放疗等治疗方法治愈肿瘤。卵巢癌、骨及软组织肉瘤、直肠癌、膀胱癌、乳腺癌和非小细胞肺癌等都有治疗成功的例子。但新辅助化疗也有风险，有些患者接受新辅助化疗的效果不好，使病变增大或患者体质下降，也可能失去根治肿瘤的机会。

184. 新辅助化疗有什么优点？一般进行几个疗程？

新辅助化疗指术前的化疗，目的是缩小肿瘤负荷，使其更利于手术切除。

其优点：①新辅助化疗能使肿瘤远处微小转移病灶获得更早和更有效的治疗；②新辅助化疗能使原发病灶及区域淋巴结降期，使原先不能手术的肿瘤通过新辅助化疗后可以进行根治术；③新辅助化疗可以防止因血管生成抑制因子的减少和耐药细胞数目增加所导致的术后肿瘤迅速发展和转移；④与术后辅助化疗相比，采用新辅助化疗可以观察到化疗前后肿瘤的大小、病理及生物学指标的变化，直观地了解到具体肿瘤对所给化疗方案的敏感性信息，为术后辅助化疗的选择提供依据。

新辅助化疗的疗程要依据患者的疗效决定，一般为 2~4 周期不等，有疗效的患者在外科医生重新评估手术可行性以后，适时安排手术治疗。

185. 新辅助化疗后患者什么时候可以接受手术治疗？

对接受新辅助化疗后的患者需要进行影像学的一系列检查重新评估能不能进行手术治疗。如果外科医生认为有手术可能性，需待患者血象恢复正常后接受手术治疗，通常是在新辅助化疗结束后的第 3~4 周。如果是采用贝伐珠单抗治疗，通常是需要在停止治疗后至少 6 周才能进行手术治疗；如果用索拉非尼或舒尼替尼治疗，一般停药 1~2 周后就可以考虑手术治疗，其目的是减少术中出血，避免术后伤口不愈合。

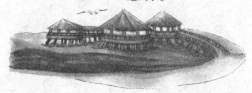

186. 什么是术后辅助化疗?

有些肿瘤患者即使接受了根治性切除手术, 甚至是扩大切除手术, 术后仍有可能会出现肿瘤复发或转移。目前研究认为这部分患者在原发肿瘤未治疗前就已有瘤细胞播散于全身, 其中大多数瘤细胞被机体免疫系统所消灭, 但仍有少数瘤细胞残留于体内, 在一定环境条件下会重新生长, 成为复发根源。因此, 在手术或放疗消除局部病灶后, 若配合全身化疗, 就有可能消灭体内残存的肿瘤细胞。这种在根治性手术后进行的化疗叫辅助化疗。目的是杀灭看不见的微转移病灶, 减少复发或转移, 提高治愈率, 延长生存期。是否需要进行辅助化疗主要根据原发肿瘤的大小和淋巴结是否转移, 以及是否存在复发或转移的**高危因素**(如肿瘤分化差、有脉管瘤栓等) 来决定。不同类型肿瘤的标准不尽相同, 比如伴**高危因素**的 IB 期或 II~IIIA 期非小细胞肺癌患者手术后就需要进行辅助化疗, 部分患者辅助化疗后还可能需要放疗。一般肺癌的术后辅助化疗需要 4 个周期, 方案根据患者既往的基础病和术后恢复的情况进行选择, 多数是铂类药物加上

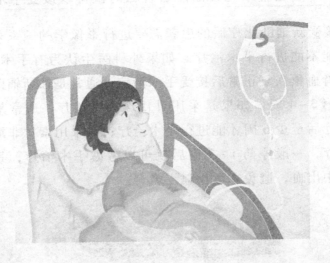

另外一个化疗药物。

187. 术后多长时间开始进行化疗比较合适？

术后化疗的时间主要取决于患者手术后恢复的快慢。通常在手术后 4 周之内进行化疗比较合适。

188. 都说化疗很伤身体，可以不做化疗吗？

必要的术后辅助化疗能够减少复发或转移，延长生存期。虽然化疗有毒性反应，但总体是利大于弊。对于大多数肿瘤而言，目前尚没有能够替代辅助化疗的方法。如果医生建议进行术后辅助化疗，患者最好认真考虑。患者决定之前，要充分了解拒绝辅助化疗可能带来的后果。

189. 如何正确对待化疗，消除恐惧？

由于化疗有恶心、呕吐、腹泻、脱发、肝功能损害以及白细胞减少等毒副反应，不少患者将化疗视为畏途，认为化疗是成事不足、败事有余，会削弱已患有重病或刚经历大手术创伤的身体，是得不偿失，因而拒绝做化疗。这种情况在日常的医学治疗中屡见不鲜。其实，在目前对癌症的有效治疗手段中手术及放疗均是局部治疗手段，唯有化疗才是全身性治疗，当然中医药或免疫治疗等也是全身治疗，但就其对肿瘤细胞的杀伤性而言就远不如化疗。

肿瘤患者应该避免盲目地做化疗，应该找有资质的肿瘤内科医生制定化疗方案。而对于化疗引起的呕吐、脱发、白细胞减少等副反应，目前有很好的止呕药、升白细胞药、保护肝肾功能的预防措施等予以处理，可以较好地控制化疗不良反应。有些患者在化疗前给予止呕药，甚至不会出现呕吐的反应；对于脱发的患者化疗后头发还可以再生。所以完全不必对化疗谈之色变。

190. 为什么有的人化疗效果很好，而有的人化疗效果不好？

化疗的效果主要与肿瘤对药物的敏感性有关。有没有疗效主要取决于肿瘤的特点以及个体间的差异，比如同样是肺癌，小细胞肺癌化疗的效果很好，大多数患者化疗后肿瘤会明显缩小甚至消失；相比之下，非小细胞肺癌化疗的效果就没那么好。即便同样是肺腺癌，用了同一种药，有的人疗效特别好，而有的人却一点不管用。这就是由患者个体间的差异造成的。

191. 什么是化疗耐药？

化疗耐药是肿瘤治疗中的一个难题，可分两种情况：一种是先天耐药，是指一开始就没有疗效；另一种是继发耐药，就是开始的时候管用，接着用就不好使了。这时候一般需要换药。化疗耐药是不可避免的一种现象。一种药物耐药后，对与它结构类似的另一种药物也会有交叉耐药。更不好理解的是，对与它结构不同的药物可能也会产生耐药。换用靶向药物有可能获得一定效果。

192. 什么是化疗方案？

当肿瘤专科医生给肿瘤患者实施化疗时，会针对不同的肿瘤类型、患者当时的身体状况和既往的治疗情况来选择合适的化疗方案进行治疗，化疗方案通常是一种或几种化疗药物的联合应用。为什么将几种药物联合应用呢？因为化疗的主要目的是最大限度地杀伤肿瘤细胞，同时还要减少化疗药物对人体正常细胞的毒副作用，因此医生会考虑药物对肿瘤细胞的杀伤力、药物的毒性、对肿瘤期的影响及患者的耐受情况，从科学的化疗方案中选出最优的方案进行治疗。

193. 为什么大多数化疗方案需要联合几种化疗药进行？

化疗药物按照机制分成很多种，在治疗中多选用几种药物联合使用，当然偶尔也有单独使用的时候。肿瘤细胞在其生长过程中细胞要分裂、增殖，在细胞分裂、增殖过程中会出现很多生物学过程，我们把它分成几个期别。有的药物能够多个期别都起作用，而有的药物则只针对细胞的个别期别。很显然针对多个期别的肿瘤细胞如果能够联合使用多种化疗药物，可以产生比单个药物更高的疗效，同时可以分散各个药物不同的不良反应，不至于在某个方面的不良反应太明显。这就是为什么大多数化疗需要联合几种化疗药进行。

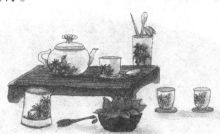

194. 应该如何选择进口药物和国产药物？

进口药物和国产药物都是经过国家药监局审批的正规药物，只要是同一种药物，其成分是一样的，理论上起的作用也应该是一样的。但进口药物和国产药物在制作工艺上多少会有区别。在仿制药品用于临床前，有关部门会比较国产药物与进口药物的疗效与不良反应，一般来讲不会有很大差别，否则就不会被批准在国内使用，但我们经常会在临床中发现患者或家属给予进口药物特别的含义。究竟怎么选药，患者有很大的发言权，就像国产电视和进口电视一样，患者主要根据自己经济状况或其他因素来选择。

195. 输注不同化疗药物时，患者应注意哪些问题？

使用化疗药物前、中、后患者应该注意的问题很多。要积极配合医生的安排，争取获得最大的治疗效果，并将不良反应控制在可以接受的范围之内。一般来讲化疗前患者应该早早休息，不熬夜，不管是看体育赛事、打牌还是与人彻夜长谈体会人生都不应该熬夜，这会直接影响患者次日对药物的耐受性。另外，有些药物还要求同时口服一些药物：如抗过敏药、防止水钠潴留（水肿）药物、防止出现严重不良反应的药物；化疗期间应该进食一些富含营养、又易于消化且富含纤维素的食物；还要经常和医生沟通，询问注意事项。

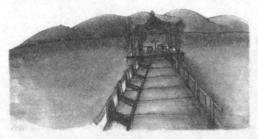

196. 哪些化疗药物常用于骨肉瘤？

阿霉素、异环磷酰胺、氮烯咪胺（DTIC）、顺铂（DDP）、甲氨蝶呤（MTX）、吉西他滨（GEM）或紫杉类药物都是骨肉瘤的常用药物。

197. 化疗周期怎么计算？

化疗周期是指每次用药及其随后的停药休息期到下一次化疗开始用药时的间隔时间。化疗方案不同，化疗周期长短不一。化疗周期的长短一般是根据化疗药物的**药代动力学**特点和肿瘤细胞的增殖周期来决定的。根据化疗药物毒副作用及人体恢复周期，从给化疗药的第 1 天算起，至第 21 天或 28 天，即 3~4 周称之为一个周期。

198. 化疗是天天做吗？

如果化疗方案是 3 个星期为 1 个周期，那么要化疗 4 个周期，是否需要在医院治疗 12 个星期，也就是 3 个月吗？不是，化疗的 1 个周期包括了用药的时间和休息时间。在 1 个周期中不是每天都用化疗药，大部分化疗药物在每 21 天或 28 天里只有前 3~5 天有化疗药物，其余时间休息。某些靶向药物使用的时间会相对较长，比如说重组人血管内皮抑制素就需要连续使用 14 天，每天用药 4 个小时。药物使用的频率是根据其毒副作用、代谢时间及人体恢复周期而决定的。总的来说，不论什么样的治疗方案，每个周期都会有一定的休息时间。

199. 晚期肿瘤患者需要做化疗吗？如需要，通常要做几个周期？

一般来讲，晚期肿瘤患者是指出现远处转移的患者，晚期肿瘤患者不等于没有办法治疗。对晚期肿瘤患者治疗的主要目的是延长患者的生存时间、提高患者的生活质量。一些常见的晚期肿瘤患者是可以通过化疗来延长生存时间的。不同的疾病治疗多少个周期是不一样的，患者能够承受的情况也不同，要做好心理准备，配合进行治疗，争取达到最佳治疗效果。

200. 哪种恶性骨肿瘤对化疗反应较好？

骨肉瘤、骨尤文肉瘤、分化差的软骨肉瘤、发生于骨的恶性纤维组织细胞瘤对化疗反应较好。此类肿瘤在术前、术后以及出现远处转移的各个阶段，化疗均为重要的治疗手段。

201. 为什么化疗对软组织尤文肉瘤很重要？

软组织尤文肉瘤是一种相对少见的小圆细胞恶性肿瘤。好发于儿童及青少年。由于其具有高度侵袭性，所以极易发生转移和复发。部分患者初诊时已发生远处转移，仅采取原发灶的手术切除或局部放疗是不够的。术后辅助化疗目前已经成为治疗的主要方式之一。而术前新辅助化疗能够降低肿瘤分期，提高手术切除率。目前较为标准的治疗方式为：术前新辅助化疗+彻底的手术切除+术后辅助化疗±放疗的综合治疗。

202. 化疗过程中会出现哪些不良反应？

化疗过程中常见不良反应包括**胃肠道反应**（恶心、呕吐）、血液毒性（白细胞减少、血小板减少、贫血）、肝**肾毒性**（肝肾功能异常）、**神经毒性**（手脚麻木、耳鸣）、皮肤毒性（脱发、脱皮、皮疹、脓疱）、心脏毒性（心慌、心律失常、心绞痛）、乏力等。

203. 如何减轻化疗的不良反应？

目前已经有很多方法来预防或减轻化疗的近期不良反应，如化疗前预防性用止吐药能减轻恶心、呕吐，白细胞或血小板减少的患者可以应用升白细胞药针或升血小板药物针。关节酸痛患者可用芬必得之类的止痛药加以缓解。但对**神经毒性**、脱发，目前还没有好的预防办法。此外，治疗后导致的第二原发癌等也无法预防。患者应尽可能保持战胜疾病的决心和克服困难的信心，因为心情越差越容易陷入反应越大的恶性循环。

204. 如何判断患者是否可以耐受化疗？

化疗过程中可能会出现许多副作用，或者只出现部分，也可能没有任何副作用出现。这些都取决于化疗药物的种类和剂量以及每个不同机体对化疗药物的反应。副作用持续的时间主要取决于身体状况和所采用化疗方案，正常细胞一般在化疗结束后会自我修复，所以大多数副作用会在化疗结束后会缓慢消失，极少的副作用会持续较长时间。在每个化疗方案实施之前，医护人员都会询问患者很多看似"不相关"的事情，比如说有没有高血压、糖尿病、胃溃疡等基础疾病，有没有抽过烟、喝过酒，有没有食物或药物过敏，可不可以爬上3楼，中间需要休息几次，甚至是身高和体重等。这些问题都可以判断患者当时的体力状况，再去选择可以耐受的合适方案，每个人的药物剂量都是根据身高、体重计算出来的，是不一样的。

205. 化疗中出现白细胞减少应怎么办？患者应注意哪些问题？

化疗过程中白细胞减少会导致被迫药物减量或停用化疗，近期容易造成严重感染，如果白细胞低于$1.0×10^9/L$持续5天以上时，发生严重细菌感染的机会明显增加。这个时候可以根据白细胞减少的程度选择一些合适的药物，如果白细胞略微降低，可以口服升血药物，当白细胞减少程度较重时应该使用一些粒细胞集落刺激因子。

化疗用药结束，回家休息的过程中出现白细胞减少时一定要注意自我保护，一旦发现白细胞开始减少，及时与主管医生联系，密切监测白细胞情况，并注意保暖及休息，避免着凉，避免过度接触人群，降低感染风险。

206. 化疗中出现血小板减少应怎么办？患者应注意哪些问题？

血小板减少会引起出血时间延长，血小板计数的正常值为$(100～300)×10^9/L$。理论上当血小板$<50×10^9/L$时，会有出血危险，轻度的损伤可引起皮肤黏膜的淤点；当血小板$<20×10^9/L$时，出血的危险性增大，常可以有自发性出血，需要预防性输入

血小板；血小板 $<10\times10^9$/L 时，容易发生危及生命的中枢神经系统出血、胃肠道大出血和呼吸道出血。化疗中出现血小板减少引起的严重出血并发症并不多见。有出血倾向者，应给予输注血小板以及止血药物；没有出血倾向者，若血小板 $<20\times10^9$/L，应该卧床休息，避免磕碰，使用一些血小板生长因子等药物，密切观察病情。

207. 化疗中出现贫血应怎么办？患者应注意哪些问题？

血液中红细胞为全身各种组织器官提供氧气，当红细胞太少而不能向组织提供足够的氧气时心脏工作就会更加努力，使人感到心脏跳动或搏动很快。贫血会使患者感到气短、虚弱、眩晕、眼花和明显的乏力等。根据贫血程度的不同，医生会给予重组人促红细胞生成素、口服铁剂、维生素，甚至是输红细胞悬液以加快贫血的纠正。在药物治疗的同时也需要患者足够的休息、减少活动、摄入足够的热量和蛋白质（热量可以维持体重，补充蛋白质，可帮助修复治疗对机体的损伤）、缓慢坐起与起立。

208. 化疗期间饮食应注意些什么？有忌口吗？

化疗中应注意饮食问题，尤其是我们中国人对此非常重视。但是现实中对这个问题的认识存在着许多误区。例如忌口的问题：治疗中不能吃无鳞鱼、不能吃蛋白质、不能吃羊肉等；还有些人认为应该使劲补，天天补品不离口。出现这些现象和我们的传统思维方式有关。对疾病产生影响的食物其实并不多，如食用海产品对甲状腺功能亢进、食用过多的淀粉或含糖的食物对糖尿病、饮酒及海鲜火锅等对痛风等会出现影响，但是一般的鱼、肉类食物对肿瘤并没有影响，一些不实的传言并没有证据来支持。设想肿瘤患者本来身体就受到疾病的困扰，常出现营养不良，如果再不及时补充则会对患者的病情造成消极的影响。化疗期间患者常常有**胃肠道反应**，如恶心、呕吐、食欲不好等，这时饮食应该清淡，但应富于营养，并且应食用一些富**含纤维素食物**以帮助患者解决一些便秘问题。化疗过后休息阶段可以再适当地增加营养。有人认为应多食补品，补品是什么？其实只是个概念，有些补品含有激素，对患者不一定有益。只要患者有食欲，其实正常的饮食就是最好的补品，花同样的钱可以获得更多的回报。

209. 做化疗期间患者还可以上班吗？

如果化疗反应不大，一般情况允许，患者在化疗间歇期是可以工作的。但也要看患者的工作性质，如果是强体力劳动，最好还是避免工作，因为化疗间歇期难免还是会出现**骨髓抑制**，这时免疫力是相对低下的，适当的休息与睡眠有利于免疫力的恢复，也可以降低感染风险。如果是做办公室工作，不会过度劳累，影响不大的，患者自己酌情协调好。

210. 化疗多长时间可以看出疗效？

不同的肿瘤对化疗的敏感性不一样，有的肿瘤如果有效则会很快就看到疗效，如小细胞肺癌、淋巴瘤等。但就大多数肿瘤来讲需要做两个周期的化疗后再评估疗效，过早评估疗效很可能会冤枉一些治疗，因为还没有看见肿瘤大小出现明显变化，但是也不能等的时间太长，那样如果治疗无效也会耽误治疗。

211. 患者怎么才能知道化疗药物是否有效？

每位患者在化疗前都会做一些检查，这些小检查可起着大作用。从第一次开始使用化疗方案起，大部分方案进行一段时间后会再次做一些辅助检查，比如血清肿瘤标志物、CT 检查等，医生会结合相应症状的减轻程度，综合评估化疗药物是否有效。

212. 如果化疗效果不好，该怎么办？

肿瘤患者化疗效果不好的时候，最好跟主治医生沟通，分析治疗无效的可能原因。对于癌症患者来说，即使采用目前最有效的方案，仍有一部分患者无效。由于影响化疗疗效的因素很多，对某一个特定的患者而言，目前又没有特别有效的方法，提前预知哪些化疗方案是有效的、哪些是没有效的，只能通过化疗以后才知道疗效如何。当然，化疗也不是完全盲目的，有经验的医生会根据患者肿瘤的各种特点，选择一个最适合于该患者的化疗方案。万一该方案无效，也会分析治疗失败的原因，提出下一步的合适治疗方法。

213. 如果多种化疗方案均无效怎么办？

如果多种化疗方案均无效，可以参加新药的临床试验。参加临床试验是一种机会，虽然不知道的东西会多一些。如果没有任何治疗机会，也可以考虑中医等治疗。并根据患者的状态给予最佳支持治疗，针对不舒服的地方做局部治疗，比如骨头放疗、脑放疗、胸部放疗等。如果患者经济条件允许，可试用靶向治疗。

214. 是不是化疗的副作用越大疗效越好？

只要做化疗其毒副反应几乎不可避免。不能根据化疗毒副反应的程度来判断化疗效果；并不是化疗反应越大效果越好、没有化疗毒副反应就没有效果。化疗成功与否，在很大程度上取决于如何解决好疗效与毒副反应之间的关系。不同的个体对药物的吸收、分布、代谢、排泄可能有差异，要密切观察与监测。这不意味着为了追求疗效就可以无止境地增加剂量，在剂量增加的同时毒副作用也在增加，在可以耐受毒副反应的情况下兼顾最适合个体的最大剂量才是保证疗效的最好方法。

215. 化疗患者为什么会掉头发？如果头发掉了该怎么办？

化疗药物进入体内后会抑制组织的生长，在我们的机体内生长最为旺盛的组织最容易被抑制，而这些旺盛的组织常见于骨髓、胃肠道黏膜等。发根也是一个生长极为旺盛的部位，因此，也容易被化疗药物所抑制。化疗后一旦发根被抑制就会掉头发，有的人掉得更加明显，甚至眉毛、胡须及其他体毛都掉光。但是当化疗结束后这些抑制毛发生长的因素就逐渐淡出了，毛发的发根又会逐渐恢复生长，个别患者重新长出的头发还是卷发，但时间久了还是会变成直发。在医院里化疗后出现脱发的现象十分常见，大家不会感到奇怪，但在其他场合有些人对此并不了解，也有患者过多的自我暗示。要改变这种现象，可以到商店去购买假发。戴假发不光是患者的专利，也是很多人的爱好，患者可以随心挑选中意的假发，体会平时不曾尝试的事物。当然随着科技的进步有些治疗药物已经有所改进，相信治疗后掉头发的现象会逐渐得以改善。

216. 化疗后呕吐怎么办？

呕吐是患者对化疗药物常见的不良反应，以往没有有效的止吐药物，所以用药后呕吐明显。随着化疗后患者呕吐的机制被搞清后，开发了很多有效的止吐药物，这些药物的使用极大地缓解了患者的消化道反应，现在已经很少再看到因为长期呕吐反应而不能坚持化疗的患者了。止吐药物大多是经静脉使用，也有口服的，可以结合使用。如果止吐效果不理想还可以结合激素（地塞米松）治疗。但是这些止吐药物也有其不良反应，如便秘、腹胀等。

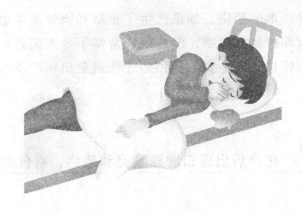

217. 化疗后大便干燥怎么办？

一些患者化疗后会出现大便干燥，主要的原因可能是用了止吐药物。止吐药可以抑制化疗后的恶心和呕吐，但是止吐药物本身还有副作用，这就是便秘和腹胀等。药物性的便秘只要不严重，待化疗停止后就会逐渐缓解。如果便秘非常严重就应该在医生指导下使用一些通便药，或使用开塞露等外用药解决问题。但还应该注意化疗期间饮食中应多食富含纤维素的食物，以创造正常的胃肠道环境。

218. 化疗后手指和脚趾麻木怎么办？

化疗后有的患者会出现手指和脚趾麻木，这种现象多见于接受具有神经毒的药物治疗后。具有神经毒的药物有长春新碱、长春花碱、紫杉醇、多西他赛、奥沙利铂等。出现**神经毒性**后首先应告知医生，医生会进行评估，然后按照出现的严重程度为患者调整或修订治疗方案。轻度的手指和脚趾麻木是可以承受的，但是当不良反应超过一定限度，医生经评估后认为应该减量或停止使用产生神经毒的药物。如果产生了手指和脚趾麻木也可以用一些相关的营养神经的药物，但疗效也常常不令人满意，因为神经的恢复时间较长，还是要尽量预防才能避免出现严重的**神经毒性**反应。

219. 化疗后出现口腔黏膜炎和溃疡，有什么办法可以减轻疼痛？

化疗后患者出现口腔黏膜炎和溃疡是化疗药物的不良反应，甲氨蝶呤等药物导致的最明显。当患者出现了口腔黏膜炎和溃疡应该告知医生，在经检查后可以做相应的处理。口腔溃疡需要患者保持口腔卫生，饭后口腔中不要残留食物残渣，多漱口。目前，有些漱口液是帮助溃疡愈合，还可以用含有中性粒细胞及巨噬细胞集落刺激生物因子（一种升白细胞药物）的液体漱口，因为这种药物可以促进伤口愈合。还可以局部外用麻醉药物止疼，以帮助患者进食。

220. 什么是靶向治疗？

所谓的分子靶向治疗是指药物进入体内会特异地选择分子水平上的致癌位点来相结合以发生作用，使肿瘤细胞特异性死亡，而不会波及肿瘤周围的正常组织细胞。所以分子靶向治疗又称为"生物导弹"，一般只对肿瘤有抑制作用，而对正常组织没有副作用，其特点是高效、低毒，是一种理想的肿瘤治疗手段。

221. 化学治疗和靶向治疗是一回事吗？

化疗和靶向治疗都是抗肿瘤治疗方法，但各有特点。化疗就像炸弹，不分敌我，对肿瘤和正常组织都有杀伤，只要是生长比较快的组织都会受到影响，因此毒性大，主要表现在**胃肠道反应**和血液毒性。而靶向治疗就像导弹，定位准确，但必须有目标。因此需要先做必要的检测，看有没有相应的靶点。靶向治疗药物的毒性相对小，主要表现为皮肤毒性和腹泻，抗血管生成的靶向药物还会影响患者的血压等。选择化疗还是靶向治疗需要根据不同病种、疾病的不同时期、检测靶点的不同以及患者的经济状况等综合考虑。

222. 靶向治疗药物属于化疗吗？

靶向治疗本质上属于一种生物治疗，不属于化疗，二者之间存在本质的区别。传统意义的化疗药物主要指细胞毒药物，它们是一种具有杀伤性的化学物质，除了对肿瘤细胞具有杀伤作用外，对于许多同样分裂旺盛的正常组织细胞也有毒性，如白细胞、血小板、胃肠道黏膜、毛囊等。所以化疗往往会造成一些相关的副作用，如白细胞减少、血小板减少、恶心、呕吐、脱发等。靶向治疗药物理论上只针对肿瘤细胞，对正常组织没有作用，所以往往不会出现化疗相关的副作用。

（五）介入治疗

223. 什么是肿瘤的介入治疗？

肿瘤介入治疗就是在医学影像设备（血管造影机、透视机、CT、MRI、B超）的引导下，通过微小的切口或穿刺点将特制的导管、导丝等精密器械引入肿瘤部位，对肿瘤或相关疾病进行治疗的一门新兴学科。

224. 介入治疗适用于哪些骨肿瘤患者？

脊柱肿瘤以手术为主，因脊柱血供复杂、丰富，术中大出血一直是外科医生的棘手问题。脊柱肿瘤术前栓塞为外科医生提供了一个有效的新方法。栓塞不仅可以减少术中出血，而且使肿瘤缩小、坏死，有利于完全切除肿瘤。

对不能切除的晚期脊柱肿瘤，难以控制的疼痛是影响患者生存质量的一个重要问题。放疗、化疗往往效果不佳。利用动脉栓塞治疗恶性骨肿瘤，其引起的疼痛可有不同程度的缓解。

（六）放射性核素治疗

225. 晚期肿瘤患者中骨转移发生率有多少？

恶性肿瘤患者到了晚期，会出现全身各部位的多发转移，其中骨骼也是常见的转移部位。晚期癌症患者中40%～80%都会出现骨转移，骨转移者有70%～80%伴有剧烈的骨痛，尤其是晚期肺癌、乳腺癌、前列腺癌等患者骨转移比较常见。

226. 放射性核素治疗骨转移的效果如何？

放射性核素治疗骨转移是利用放射性核素发出的射线对骨转移灶进行照射，达到治疗的目的，是一种内照射治疗，可以缓解疼痛、减轻症状、提高患者的生存质量。小部分患者能达到骨病灶好转或消失，甚至延长生命。总的来说，前列腺癌及乳腺癌骨转移的放射性核素治疗疗效比其他肿瘤骨转移效果好，止痛效果可达80%以上。

227. 哪些患者适合接受放射性核素治疗？

一般用放射性药物治疗骨转移的患者需要符合下列要求：①临床、病理及各种影像诊断确诊的骨转移癌；②核素骨显像显示骨转移癌有**放射性浓聚**；③骨转移癌所致的骨疼痛，药物治疗、放疗、化疗无效者；④白细胞不低于$3.0×10^9/L$，血小板不低于$90×10^9/L$，血红蛋白不低于$90g/L$；⑤预计患者生存期>3个月。

228. 放射性核素治疗骨转移有哪些常见的副作用?

放射性核素治疗骨转移最常见的副作用是**骨髓抑制**,表现为白细胞、血小板减少或血红蛋白降低。治疗后**骨髓抑制**发生率为20%~50%,但可以恢复,一般在12周内即可恢复到治疗前水平。

5%~10%的人出现反跳痛,即给予骨核素治疗后患者出现短暂的疼痛加重,一般发生在给药后5~10天,持续2~4天,对症止痛治疗能好转。

(七) 中医治疗

229. 中医在肿瘤治疗中有哪些优势?

手术、放疗、化疗在中医看来皆是祛邪的手段,这些治疗方法在最大程度地减少肿瘤负荷、杀灭癌细胞的同时,不可避免会损伤正气,使患者免疫功能受损、抵抗力下降。中医认为恶性肿瘤属于正虚邪实的疾病,治疗过程中强调整体观念、辨证论治,一方面要"扶正",一方面要"祛邪",重在扶正固本,兼以祛邪。虽然中医药直接抗癌作用不显著,但能够减轻放、化疗引起的恶心、呕吐、食欲减退、乏力、白细胞减少、免疫功能下降等不良反应,改善患者症状、提高其生活质量。现代中药药理研究发现,许多中药正是通过调节肿瘤患者的机体免疫功能达到抑制肿瘤的目的,特别是补益类及活血类中药。在恶性肿瘤治疗中中西医各有优势,不能互相替代。

230. 中药有抗癌药物吗？

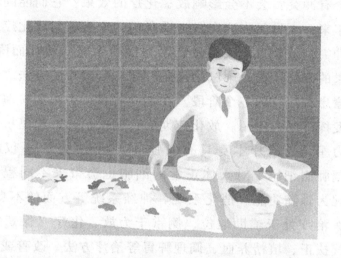

　　中医治疗肿瘤的常用药物种类繁多，包括扶正固本、清热凉血、理气解郁、化痰散结、活血化瘀和以毒攻毒等。按照中医传统理论和中药学知识来分析，并没有所谓的专门"抗癌"中药。随着现代中药药理学研究不断深入，逐渐发现一些中药（或中药单体成分）对癌细胞具有一定的杀伤和抑制作用，也就相应的出现了抗癌中药的说法。这类具有抗癌作用的药物，往往被多数人直观的理解为具有杀伤癌细胞作用的中药，甚至被拿来与化疗药物类比，这种观点并不准确。大家平时所说的抗癌中药，主要是狭义上的抗癌中药，专指以毒攻毒类药物。其实，具有抗癌作用的中药既包括以毒攻毒类药物，也包括扶正固本类药物和各种清热解毒、化痰散结、活血化瘀类药物，这些都属于广义上的抗癌中药。

231. 中医药配合放化疗能同时进行吗？

许多患者和家属会有这样的疑问：中药与放射治疗或化疗药物会不会有冲突？会不会影响放、化疗的效果？它们能同时进行吗？多年来，大量的临床实践告诉我们，中医药与放化疗之间不会发生冲突，截至目前没有患者因为接受中医药治疗而降低放、化疗效果的确切依据。中医治疗是肿瘤综合治疗的方法之一，适用于肿瘤患者治疗的各个阶段。在不同阶段，中医药扮演不同的角色、发挥不同的作用。放化疗期间，西医治疗方法是抗肿瘤治疗的主力军，其治疗本身具有较强的"杀伤力"，不仅能够杀死、抑制肿瘤细胞，对人体正常的细胞也会带来不同程度的损伤，表现为骨髓功能、消化系统、神经系统等方面的不良反应。此时中医治疗处于辅助地位，侧重于为放、化疗"保驾护航"。通过益气扶正、填精养血、调理脾胃等治疗方法，改善或减轻患者乏力、失眠、恶心、呕吐、食欲减退、便秘、手足麻木、**骨髓抑制**等不良反应和症状，目的在于使患者的放化疗得以较顺利的进行，这个阶段中医并不以抗肿瘤为主要治疗方向，也不建议过多使用以毒攻毒的抗癌中药。

232. 常用的滋补食物有哪些？

食疗所用的食物以平性居多，温热性次之，寒凉性食物最少。常用的平性食物有赤小豆、黑豆、木耳、百合、莲子、菜花、土豆、鲤鱼、山药、桃子、四季豆等；温热类食物有牛肉、羊肉、鸡肉、虾肉、蛇肉、黄豆、蚕豆、葱、姜、蒜、韭菜、香菜、胡椒、红糖、羊乳等；凉性食物有猪肉、鳖肉、鸭肉、鹅肉、菠菜、白菜、芹菜、竹笋、黄瓜、苦瓜、冬瓜、茄子、西瓜、梨、柿子、绿豆、蜂蜜、小米等。药粥是食疗的重要方法之一，简便易行，效果显著。常选用粳米或糯米为原料，二者具有健脾益气、滋补后天的作用，常常与山药、龙眼、大枣、莲子、薏米等可食用的中药同煮成粥，不仅增加补养脾胃的功效，而且能够增添药粥的色、形、味。气虚者，可以选用党参、黄芪、茯苓、薏米、大枣、莲子等药物；阴虚者，可以选择太子参、石斛、枸杞、百合、荸荠等药物；胃热者可以选用竹叶、生地、麦冬、白茅根等药物。

233. 肿瘤患者放化疗后练习气功是否有益？

气功是具有广泛群众基础的养生保健锻炼方法，也是传统中医药学的重要组成部分。功法强调练习时要充分放松身体和情绪，注重呼吸、意识的调整，与身体活动保持协调，有利于调节生理功能、减轻心理压力，这一点对于肿瘤患者的治疗康复来说是有益的。需要特别注意的是，要在各类气功中正确选择动作幅度较小、难度不大的，切忌练习体力要求较高、动作繁复的动作，以免加重身体负担。选择哪一种气功，练习多长时间，一定要根据自己的疾病状况以及对身体起到的作用来确定。

234. 冬虫夏草、海参等营养品对肿瘤患者有益吗？

冬虫夏草既不是虫也不是草，是麦角菌科真菌冬虫夏草寄生在蝙蝠蛾科昆虫幼虫上的子座及幼虫尸体的复合体。虫草体外提取物具有明确的抑制、杀伤肿瘤细胞的作用。中医认为冬虫夏草性味甘、温，归肺、肾经，功效有补虚损、益精气，又能平喘止血化痰。冬虫夏草药用价值很高，具有阴阳双补的特点，尤其擅长补益肺、肾两脏，药性较平和，除了感冒、有实热等情况外，普通人群多数都可服用，且全年均可服用，以冬季最佳。传统服用方法是煎煮内服，可以入丸、散，或研末食用，也可以泡酒、煲汤、煮粥服用。需要强调的是，无论哪种方法均应连渣服用，最大程度保证有效吸收。海参是常用的食疗补品，主要作用是益精养血、补虚损，常常被当做术后、产后、久病等身体虚弱者的营养品使用，其营养价值较高，也具有一定的药用价值，肿瘤患者可以服用，但不建议大量、长期服用。肿瘤患者在正常饮食能够得到保证的情况下，间断服用海参即可。需要注意的是，急性肠炎、感冒、平时大便溏泻者不适宜食用海参，避免加重病情或使疾病迁延不愈。

（八）输血相关问题

235. 肿瘤患者输血有哪些风险？

目前，我国各级医疗机构为患者提供的血液已经由供血机构按国家规定采用合格试剂进行了严格的检测，但受当前科技水平的限制，仍难以避免输血所致的各种传播性疾病和不良反应，输血治疗存在一定风险，主要包括以下情况：①溶血反应；②非溶血性发热反应；③**过敏反应**；④感染病毒性肝炎、艾滋病、梅毒等；⑤感染巨细胞病毒、EB病毒、疟疾等；⑥输血相关移植物抗宿主病；⑦输血相关急性肺损伤；⑧循环负荷过重；⑨血液输注无效等。另外，肿瘤患者输注红细胞可能对机体的免疫系统产生一定抑制，从而加速肿瘤的复发与转移。

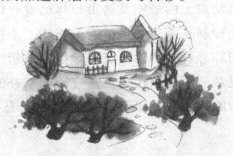

236. 肿瘤患者输血会促进肿瘤的复发吗？

会的，自 1982 年某国学者首先报道结直肠癌围术期接受异体血输注的患者 5 年生存率明显低于未输血患者以来，至今已有大量的研究表明输血会促进肿瘤复发，降低肿瘤患者的长期生存率。围术期输血可以抑制患者的特异性和非特异性免疫，导致肿瘤细胞发生免疫逃逸，增加肿瘤术后的复发率。输血引起免疫抑制的确切机制较为复杂，目前还有待进一步研究。可能与单核-巨噬细胞降低、T 淋巴细胞及其他亚群的改变、细胞因子的作用以及白细胞碎片和血浆产物所致的免疫功能抑制有关。因此，肿瘤患者的输血决定需要在充分的权衡利弊后作出，在技术条件成熟的医院，对于未发生转移的早期肿瘤患者，如患者身体情况允许，可首先考虑自身输血。

237. 输亲属的血最安全吗？

一般情况下，不提倡输注亲属血液，因为输注亲属血液发生移植物抗宿主反应的机率远高于输注非亲属血液，因此输亲属血并不是最安全的。如果在某些情况下，必需输注亲属血液时，建议亲属血液经辐照处理后输注。

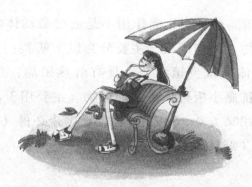

（九）止痛

238. 世界卫生组织推荐的治疗癌痛三阶梯止痛方案是什么？

为了提高癌症患者的生活质量，到达持续镇痛的效果，使癌痛患者夜间能够睡觉，白天休息、活动、工作时无痛，世界卫生组织推荐采用三阶梯止痛方案，其具体分类如下：

第一阶梯：应用非阿片类药物止痛，加用或不加用辅助药物。

第二阶梯：如果疼痛持续或加剧，在应用非阿片类镇痛药基础上加用**弱阿片类药物**和辅助药物。

第三阶梯：强阿片类药物与非阿片类镇痛药及辅助药物合用，直到患者获得完全镇痛。

如果疼痛仍然持续，应进行神经破坏或介入治疗等有创性治疗。尽量维持无创性给药途径，这种途径简单、方便、安全、费用低。

239. 什么是非阿片类镇痛药？

非阿片类镇痛药是指止痛作用不是通过激动体内阿片受体而产生的镇痛药物。按作用机制主要分为以下两类：

（1）非甾体类抗炎镇痛药：具有解热镇痛，且多数兼具消炎、抗风湿、**抗血小板聚集**作用的药物。主要用于治疗炎症、发热和疼痛。如吲哚美辛、对乙酰氨基酚、芬必得（布洛芬）、萘普生、奇诺力（舒林酸）、西乐葆等。

（2）非阿片类中枢性镇痛药：作用于中枢神经系统，影响痛觉传递而产生镇痛作用，如曲马多、氟吡汀。

240. 什么是阿片类镇痛药？

阿片类镇痛药为一类作用于中枢神经系统，激动或部分激动体内阿片受体，选择性减轻或缓解疼痛，对其他感觉无明显影响，并能保持清醒的一类镇痛药物。镇痛作用强，还可消除因疼痛引起的情绪反应。阿片类镇痛药按药物来源可分为以下三类：

（1）天然的阿片生物碱，如吗啡、可待因。

（2）半合成的衍生物，如双氢可待因。

（3）合成的麻醉性镇痛药，如哌替啶（即杜冷丁）、**芬太尼族**、美沙酮等。

241. 按三阶梯止痛方案常用的镇痛药都有哪些？

很多患者不知道自己服用的药物属于哪一个阶梯，按三阶梯止痛方案常用的镇痛药有：

第一阶梯：轻度镇痛药，以非甾体类药物为主。常用的有阿司匹林、意施丁（消炎痛控释片）、泰诺林（对乙酰氨基酚为主）、百服宁（对乙酰氨基酚为主）、必理通（对乙酰氨基酚）、散利痛（对乙酰氨基酚+咖啡因等）、芬必得（布洛芬）、扶他林（双氯芬酸钠）、凯扶兰（双氯芬酸钾）、奥湿克（双氯芬酸钠+米索前列醇）、奇诺力（舒林酸）、莫比可（美洛昔康）、萘普生、西乐葆等。

第二阶梯：中度镇痛药，**以弱阿片类药物**为主。常用的有奇曼丁（盐酸曲马多缓释片）、泰勒宁（氨酚羟考酮）、路盖克

（可待因+对乙酰氨基酚）、氨酚待因（可待因+对乙酰氨基酚）、双克因（酒石酸二氢可待因控释片）、泰诺因（可待因+对乙酰氨基酚）、盐酸丁丙诺啡舌下片、强痛定针剂等。

第三阶梯：重度镇痛药，强阿片类药物。常用的有美施康定（硫酸吗啡控释片）、奥施康定（盐酸羟考酮控释片）、多瑞吉（芬太尼透皮贴剂）、盐酸吗啡片剂及针剂、盐酸哌替啶（杜冷丁）片剂及针剂等。

242. 三阶梯镇痛方案的基本原则是什么？

三阶梯镇痛方案的基本原则为：按阶梯给药，无创给药，按时给药，用药个体化，注意具体细节。

按阶梯给药：①根据患者的疼痛程度给予相应阶梯的药物，如果患者就诊时已经是重度疼痛，就应该直接使用重度镇痛药，无需从一阶梯开始；②在使用第一或第二阶梯药物时，其镇痛作用都有一个最高极限（天花板效应），因此，在正规使用第一、第二阶梯药物后，如果疼痛不能控制，不应再加量、换用、联用同一阶梯的镇痛药物，应选择更高阶梯的镇痛药物；③第三阶梯代表药物为吗啡，此阶梯药物没有"天花板效应"，如果常规剂量控制疼痛效果不佳可以逐渐增加吗啡剂量，直至完全控制疼痛为止。

无创给药：在可能的情况下尽量选择口服、透皮贴剂等无创方式给药，这种用药方式简单、经济、方便、易于患者接受，并且不易产生成瘾性及药物依赖性。

按时给药：按规定时间间隔给药，不论患者当时是否有疼痛发作，而不是等到患者痛时才给药，这样可保证达到持续镇痛的效果。

用药个体化：不同的患者对麻醉性镇痛药的敏感度存在个体差异，而且差异度可能很大，同一个患者在癌症的不同病程阶段疼痛程度也在发生变化，所以阿片类药物没有标准用量，要时刻根据患者的疼痛缓解状况增减用药剂量，凡是能够使疼痛控制的剂量就是正确的剂量。

注意具体细节：对服用镇痛药的患者要注意监护，密切观察其反应，目的是使患者获得最佳镇痛而发生最小的副作用。

243. 癌痛患者应该什么时候开始止痛治疗？

目前主张，癌症患者一旦出现疼痛就应及早开始止痛治疗，而不必忍受疼痛的折磨。疼痛会影响患者的生活质量，使患者无法睡眠、工作、娱乐等，一部分患者还会出现抑郁、焦虑、消沉等心理障碍。早期的癌痛在疾病未恶化时，及时、按时用药比较容易控制，所需镇痛药强度和剂量也最低，还可避免因治疗不及时而最终发展成难治性疼痛。

244. 癌痛患者在接受其他抗肿瘤治疗的同时可以使用镇痛药吗？

许多癌症患者在进行化疗、放疗、手术治疗或其他抗肿瘤治疗的过程中出现疼痛，这些患者通常会担心镇痛药会影响抗肿瘤治疗的效果而尽量忍受疼痛。目前的研究显示，镇痛药对其他抗肿瘤药没有不良影响，良好的镇痛有助于患者顺利完成其他抗肿瘤治疗。

245. 阿片类药物是治疗癌痛的首选吗？

阿片类药物是最古老的止痛药，也是迄今为止最有效的止痛药。世界卫生组织提出："尽管癌痛的药物治疗及非药物治疗方法多种多样，但是在所有止痛治疗方法中，阿片类止痛药是癌痛治疗中必不可少的药物。对于中度及重度的癌痛患者，阿片类止痛药具有无可取代的地位"。在癌痛治疗中之所以对阿片类镇痛药的作用有如此高的评价是缘于这类药物有以下三大特点：

（1）止痛作用强：阿片类药物的止痛作用明显超过其他非阿片类止痛药。

（2）长期用药无器官毒性作用：阿片类药物本身对胃肠、肝、肾器官无毒性作用。

（3）无天花板效应：因肿瘤进展而使患者癌痛加重时，或用阿片类药止痛未达到理想效果时，可通过增加阿片类药物的剂量提高止痛治疗效果，其用药量无最高限制性剂量。

246. 阿片类药物的毒副反应有哪些？出现后应立即停药吗？

阿片类药物常见的毒副反应主要为便秘（发生率90%）和恶心、呕吐（发生率30%），其他包括眩晕（发生率6%）、尿潴留（发生率5%）、皮肤瘙痒（发生率1%）、嗜睡及过度镇静（少见）、躯体和精神依赖（少见）、阿片过量和中毒（少见）、精神错乱及中枢神经毒副反应（罕见）。除便秘以外，其他的毒副反应一般出现在用药初期，数日后患者都会逐渐耐受或自行消失。出现便秘者可采用对症治疗，不影响患者继续用药。在医生正确指导下用药，其他少见和罕见的毒副反应可减少或避免发生。所以患者不必担心阿片类药物会发生严重毒副反应而停药。

247. 害怕增加阿片类药物剂量，部分缓解疼痛就可以凑合了吗？

有些患者因害怕药物成瘾而不敢增加阿片类药物剂量，造成用药剂量不足，这样会导致镇痛不足，长期的疼痛刺激将使疼痛进一步加重，形成神经病理性疼痛等难治性疼痛，造成恶性循环。对于癌症患者，疼痛治疗的主要目的应该是根据患者具体情况合理、有计划地综合应用有效镇痛治疗手段，最大限度缓解癌痛症状，持续、有效地消除或减轻疼痛，降低药物的毒副反应，最大限度地提高患者的生活质量。理想的镇痛治疗应该是使患者达到无痛休息和无痛活动，消除疼痛是患者的基本权利，所以每个癌痛患者都不应该忍受不必要的疼痛，要相信疼痛是可以控制的，要在医生的指导下最大限度地缓解自己的疼痛。

248. 长期用阿片类镇痛药会成瘾吗？

对阿片类药物成瘾的恐惧是影响患者治疗疼痛的主要障碍。世界卫生组织对癌痛患者使用镇痛药已经不再使用成瘾性这一术语，替代的术语是药物依赖性。镇痛药躯体依赖性不等于成瘾性，而精神依赖性才是人们常说的成瘾性。躯体依赖性常发生于癌痛治疗过程中，表现为长期用阿片类药物后对药物产生一定的躯体依赖性，突然中断用药会出现流涕、流泪、打哈欠、出汗、腹泻、失眠及焦虑、烦躁等不舒服的症状（戒断症状）。癌痛患者因疼痛治疗的需要对阿片类药物产生耐受性（需要适时增加剂量才能达到原来的疗效）及躯体依赖性是正常的，并非意味着已"成瘾",不影响患者继续安全使用阿片类镇痛药。在医生的指导下，采用阿片类药物控释、**缓释制剂**，口服或**透皮给药**，按时用药等规范化用药方法，可以保证理想的镇痛治疗。

249. 一旦使用阿片类药就不能停止，需要终身用药吗？

一些服用了阿片类镇痛药的癌痛患者接受化疗、放疗、手术治疗或其他抗肿瘤治疗后，肿瘤得到了控制，疼痛明显减轻，这些患者想知道镇痛药是否可以停止服用。答案是只要疼痛得到满意控制，可以随时安全停用阿片类镇痛药。吗啡每天用药剂量在30～60mg时，突然停药一般不会发生不良反应。长期大剂量用药者，突然停药可能出现戒断综合征。所以长期大剂量用药的患者应在医生指导下逐渐减量停药。

250. 长期服用阿片类药物的患者有最大剂量的限制吗？

阿片类药物是目前发现镇痛作用最强的药物，并且没有"天花板效应"，镇痛作用随剂量的增加而增强。因此，并不存在所谓最大或最佳剂量。对个体患者而言，最佳剂量是最有效的镇痛作用和可耐受的毒副反应。所以，只要止痛治疗需要，都可以使用最大耐受剂量的阿片类镇痛药，以达到理想缓解疼痛。

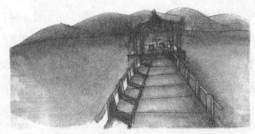

251. 口服阿片类控释片控制疼痛趋于稳定，但有时会出现突发性疼痛怎么办？

突发性疼痛也叫暴发痛，是指在持续、恰当控制慢性疼痛已经相对稳定的基础上突发的剧痛。突发性癌痛常常被患者描述为无规律性、散在发生、急性发作、持续时间短、瞬间疼痛加剧、强度为中到重度，可以超出患者已控制的慢性癌痛水平。暴发痛可以是与原发性疼痛一致或感觉完全不同的阵发性疼痛。暴发性癌痛可以由不同诱发因素而发作（与肿瘤、治疗相关，伴随的其他疾病），病理生理机制也可能不同（伤害性疼痛、神经源性疼痛、复合性疼痛）。暴发痛可以干扰患者的情绪、日常生活（睡眠、社会活动、生活享受等），对疼痛的总体治疗产生了负面影响。所以，及时治疗暴发性癌痛非常有必要。患者要告诉医生存在暴发性疼痛，而不要因为暴发痛的持续时间短而忍受疼痛。目前，治疗暴发性癌痛的主要方法为在医生的指导下，使用合适补救剂量即控释或速释型阿片类药物，并根据暴发痛的原因合理应用辅助药物等。

252. 非阿片类药吃了不管用多吃点就行了吗？

许多患者及家属认为非阿片类药物比阿片类药物安全，可以多吃，并因惧怕阿片类药物成瘾，想尽量避免用强阿片类药物。其实这种想法和做法都不对。非阿片类镇痛药止痛效果并不与用量成正比，当达到一定剂量水平时，增加用药剂量并不能增加镇痛效果，而且药物的不良反应将明显增加，也就是通常所说的天花板效应。阿片类药物如果在医生指导下正确个体化用药，可防止药物的不良反应，长期用药对肝脏及肾脏等重要器官无毒性作用。与之相比，非阿片类镇痛药长期用药或大剂量用药发生器官毒性反应的危险性明显高于阿片类镇痛药。非甾体类抗炎药是非阿片类药中的一种，其在用药初期大多无明显不良反应，但长期用药，尤其是长期大剂量用药则可能出现消化道溃疡、血小板功能障碍及**肾毒性**等不良反应。大剂量对乙酰氨基酚可引起肝脏毒性。因此，如果正确使用，一般阿片类镇痛药比非阿片类药更安全。

253. 治疗癌痛除口服镇痛药外还有哪些方法？

癌痛的原因多样，性质复杂，所以癌痛的综合治疗也显得很重要。目前，癌痛治疗中应用的方法很多，除口服镇痛药治疗外，还有放射治疗、化学治疗、放射性核治疗、神经阻滞、脊髓刺激、射频消融、中医中药辅助治疗及心理治疗等方法。

（十）营养

254. 哪些食物具有抗癌作用？

具有抗癌作用的食物列举如下：①谷类及杂粮：玉米、燕麦、米、小麦、黄豆；②蔬菜类：大蒜、洋葱、韭菜、芦笋、青葱、西兰花、甘蓝菜、芥菜、萝卜、番茄、马铃薯、辣椒、甜菜、胡萝卜、芹菜、荷兰芹；③水果类：柳橙、橘子、苹果、猕猴桃；④坚果类：核桃、松子、开心果、芝麻。

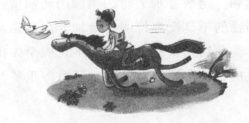

255. 哪些蔬菜、水果具有抗癌防癌作用？

（1）大蒜素可抑制致癌物质亚硝胺在胃内的合成。大蒜中含有丰富的硒和锗，是预防肿瘤的重要成分。

（2）西红柿中含有番茄红素，它是一种抗氧化剂，可抑制某些可致癌物的氧化自由基，防止癌的发生。西红柿还含有谷胱甘肽，具有推迟细胞衰老，降低恶性肿瘤发病率的作用。

（3）木瓜蛋白酶有多种功能，将其注射到肿瘤组织中有一定抑瘤作用。木瓜中所含的木瓜素可以调理脾胃，促进消化，对脾湿碍胃引起的消化不良及放化疗引起的消化道症状有一定治疗作用。

（4）包心菜：含有较多的维生素 E，可以提高免疫功能，增强抗病能力。此外，其还含有多种分解亚硝胺的酶，可抑制致癌物亚硝胺的致突变作用。包心菜中含有微量元素钼，在清除致癌物的作用中钼元素是重要因素之一。包心菜属于十字花科植物，可以诱导芳烃羟化酶的活性，从而分解致癌物多环芳烃，可以降低胃癌、大肠癌的发生。此外，其还含有多种氨基酸以及胡萝卜素、维生素 C，对提高细胞免疫功能有作用，对肿瘤患者、年老体弱者及多数慢性病患者都很有好处，是欧美餐桌上"主菜"之一。

（5）山楂中提取的黄酮类化合物具有较强抗肿瘤作用，多酚类化合物有阻断致癌物黄曲霉素的致癌作用，从而防止实验性肝癌的形成。山楂有一定的补益作用，还可增强 T 淋巴细胞的免疫功能，延长荷瘤小鼠的生存时间。

（6）大枣含有丰富的环磷酸腺苷以及丰富的维生素，可促进造血，并提高机体免疫力。

（7）甘蓝：含有吲哚、萝卜硫素、异硫氰酸盐等。萝卜硫素抗癌效力最强，异硫氰酸盐是一种具有阻断和抑制两种作用的物质。而且它们还可诱导解毒酶，并可抑制细胞向癌变发展。吲哚及其衍生物可对癌形成有抑制作用。

（8）红薯：含有丰富的β-胡萝卜素，是一种有效的抗氧化剂，有助于清除体内的自由基，具有抗癌效应。另外，红薯是高纤维素蔬菜，对防治大肠癌有显著功效。红薯还是理想的减肥食品，它含热量非常低，只是一般米饭的1/3，含有丰富的纤维素和果胶，有阻止糖转化为脂肪的特殊功能。

（9）南瓜：含有一种可分解致癌物亚硝胺的发酵素，可以消除亚硝胺的致癌作用，减少消化系统癌症发生。

（10）无花果中活性成分能抑制癌细胞的蛋白质合成，使癌细胞失去营养而死亡，具有抗癌、防癌、增强人体免疫功能的作用。

（11）酸梅能增强白细胞的吞噬能力，提高机体免疫功能，有一定的抗肿瘤作用。

（12）苹果有很强的抗氧化能力，防止自由基对细胞的损伤，具有防癌作用。

（13）茄子：癌症的"克星"。它有防止癌细胞形成的作用。茄子中提取龙葵素可治疗胃癌、唇癌、子宫颈癌等。

（14）芦笋：含有特别丰富的组织蛋白，可以防止癌细胞扩散和抑制癌细胞生长。

（15）芹菜：含有丰富的抗氧化剂，且颜色越深，抗癌效果越强。芹菜还有降血压作用。芹菜含有大量纤维素，可预防大肠癌。

（16）菠菜：含有β-胡萝卜素和叶绿素，他们多具有抗氧化作用，可预防癌症发生。

256. 哪些食物中可能含有致癌因素？

目前了解的大约有 50% 癌症患者患病与饮食和营养因素有关，这些因素包括食品本身成分、污染物、添加剂以及食品烹饪加工不当所产生的致癌因素。与这些因素有关的食品如下：

（1）腌制的食品：比如腌肉、咸鱼、咸菜等，这些食物中含有较多的二甲基亚硝酸盐，在人体内可以转化为二甲基硝酸胺，这是一种致癌物质，可以引起食管癌、大肠癌等多种恶性肿瘤。

（2）烧烤食品：比如人们很喜欢的烤羊肉串、烤牛排等。这些食物中由于被烧烤时沾染了大量的碳燃烧物，而且这些食物中很多烧焦的成分，都含有较多的致癌物质。

（3）熏制食物：比如熏肉、熏鱼等，这些食物的制作过程类似烧烤过程，熏制使用的烟雾会将大量致癌物质附着于食物上。

（4）油炸食品：油炸食物时可产生致癌物；油炸食物时使用的油，如果多次高温使用也会产生致癌物质。

（5）霉变的食物：因为这些食物中含有一种叫做黄曲霉菌的毒素，这些黄曲霉毒素也是较强的致癌物质。

（6）重复烧开的水：有些家庭把做馒头的蒸锅水又拿来煮粥，还有些家庭把头天没有喝完的暖水瓶的水再次加热饮用。这些做法都不科学，因为反复烧开的水其中也会产生致癌物质。

257. 摄入营养素的高低与肿瘤的发生有关吗？

摄入营养素高或低都与肿瘤的发生有关，所以需要均衡的膳食。那么营养素的高或低都与哪些肿瘤的发生有关？

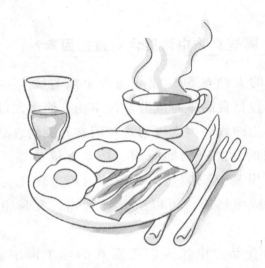

（1）高能量饮食：可致肠癌、乳腺癌、肝癌、胆囊癌、胰腺癌、结肠癌、肾癌和子宫癌发生率增高。

（2）高蛋白饮食可使淋巴瘤发生增多。低蛋白饮食肝癌、食管癌发病率增高，而乳腺癌发生率降低。

（3）高脂肪饮食可致乳腺癌、肠癌、前列腺癌发生率增高。低脂肪饮食使宫颈癌、子宫癌、食管癌和胃癌发生率增高。

（4）食用过少食物纤维可致结肠癌和大肠癌发生率增高。食用过多食物纤维可致胃癌和食管癌发生率增高。

（5）大量饮酒可使肝癌、口腔癌、喉癌、食管癌、乳腺癌、甲状腺癌、皮肤癌等癌症的发生。

（6）维生素 A 缺乏可使口腔黏膜肿瘤、皮肤乳头状瘤、颌下腺癌发生机率增加。

（7）维生素 B_1 和维生素 B_2 缺乏可致肝癌发生率高。

（8）维生素 B_{12} 缺乏可致胃癌和白血病发生率增高。

（9）维生素 C 高摄入可降低胃癌、口咽部肿瘤、食管癌、肺癌、胰腺癌和宫颈癌的发生。

（10）维生素 E 缺乏会导致肺癌、乳腺癌和子宫颈癌发生率增加。

（11）碘缺乏可致甲状腺和甲状旁腺癌发生增加。

（12）硒食入缺少可致乳腺癌、卵巢癌、结肠癌、直肠癌、前列腺癌、白血病、胃肠肿瘤和泌尿系统肿瘤发生机率增高。

（13）高钙高维生素 D 可使结直肠癌发生率降低。

（14）铁缺乏可致胃肠道肿瘤发生增加。

（15）锌食入缺乏可使肺癌、食管癌、胃癌、肝癌、膀胱癌和白血病发生机率增加。

258. 肿瘤患者需要忌口吗？

所谓忌口是指由于治疗的需要，要求患者不吃某些食物。忌口的说法与缺乏有效的治疗方法有关，肿瘤至今还缺乏完全有效治疗方法，因此在肿瘤治疗问题上，仍有多数人重视忌口。应根据不同患者和病情而定，并非所有肿瘤患者都要忌口，而是应少食、淡食，而不是伤食，即不要过量使用。

259. 补品有抗肿瘤作用吗？

肿瘤患者及家属都希望通过补品增加抗肿瘤作用，以下一些补品与抗肿瘤作用有关：

（1）冬虫夏草的主要成分是蛋白质，含有丰富的游离氨基酸、多糖、微量元素、维生素 B_{12}、冬虫夏草素等。虫草具有良好的免疫调节功能，对骨髓造血功能及血小板的生成有促进作用，这对减轻放化疗的毒副反应是有好处的。

（2）香菇中提取的香菇多糖可提高免疫功能，促进白细胞介素-2 和肿瘤坏死因子的生成，提高体内超氧化物歧化酶活性，这些作用对保肝降脂、延缓衰老有益。香菇中含有一种"β-葡萄糖苷酶"，这种物质可促进机体的抗癌作用，因此有人把香菇说成防癌食品。

（3）灵芝中含有丰富的有机锗，对预防肿瘤有作用，也是良好的免疫增强剂。放化疗的肿瘤患者服用灵芝，可以增强骨髓细胞蛋白质及核酸的合成，保护骨髓功能，减少化疗药物及射线对骨髓的损害，从而提高细胞免疫功能及外周血中白细胞的数量。

（4）人参中含有人参皂苷、人参多糖及多种氨基酸、多肽等，可明显提高细胞免疫功能，调节机体免疫失衡状态。肿瘤患者食用人参有三大益处：一是人参皂苷、人参多糖、人参烯醇类及人参挥发油的抑瘤作用；二是人参三醇及人参二醇对 X 线照射引起的损伤及**骨髓抑制**有一定的缓解作用；三是人参对增强体质及中晚期肿瘤患者的扶正支持作用，对维护和提高其生活质量是有益的。

（5）枸杞子提取物可促进细胞免疫功能，增强淋巴细胞增殖及肿瘤坏死因子的生成，对白细胞介素-2 也有双向调节作用。

（6）银耳具有提高机体免疫功能的效果，肿瘤患者外周血 T 淋巴细胞减少，活性降低，多吃银耳会提高免疫细胞的功能。

（7）海参提取物刺参酸性粘多糖注射入小鼠腹腔，对小鼠接种的肉瘤、黑色素瘤、乳腺癌等瘤株有抑制作用。对放射性损伤的小鼠骨髓有保护作用，促进造血功能，表现为骨髓有核细胞增多，脾脏重量上升。

（8）鳖甲可以提高细胞免疫功能，抑制肿瘤。

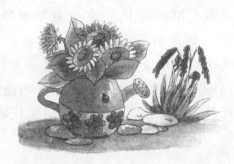

260. 肿瘤患者营养不良常见症状有哪些？如何解决？

肿瘤患者营养不良最常见症状是厌食。还有味觉迟钝、口干、吞咽困难、腹胀、便秘、腹泻、食管炎和肿瘤恶病质状态。

厌食可通过心理调整和食物加工方法改进来减轻症状。

味觉迟钝可少量多餐，多食水果蔬菜，增加食物色泽和香味。

吞咽困难者，如症状不严重可进软食，但不要进流食，以免造成食物吸入呼吸道。症状严重者，可采用管饲或肠外营养。

出现腹胀者，可少食多餐，餐后多活动，避免食产气食物。

便秘是由于食入膳食纤维少，活动减少和使用麻醉药品有关。应多食纤维类水果蔬菜。

腹泻因化疗、腹部放疗或肠道手术所致。应调整饮食，吃含纤维素多食物，少吃刺激性食物。

恶病质是肿瘤晚期表现，应改善患者营养方式，提高生活质量。

261. 癌症预防和患癌后应如何营养？

大量研究证明，饮食与癌症密切相关。健康的饮食在一定程度上可以预防疾病的发生，包括癌症。那么对于癌症预防和患癌后如何营养，建议丰富饮食，而不是迷信某一种或几种食物，那样反而会出现营养素的缺乏。

饮食原则为：五谷杂粮，肉蛋奶菜，花样丰富，均衡膳食。具体参照中国营养学会推荐的膳食指南：①食物多样，谷类为主，粗细搭配；②多吃蔬菜、水果和薯类；③每天吃奶类、大豆或其制品；④常吃适量的鱼、禽、蛋和瘦肉；⑤减少烹调油，吃清淡少盐膳食。

（十一）正在探讨的其他治疗方法

262. 什么是抗肿瘤新药临床试验研究？

对于任何一个药物我们都要了解最重要的安全性和有效性。在临床使用时才有把握。怎么才能了解药物是否安全和有效呢？就必须通过这个药物的临床试验研究。药物的临床研究项目越多，研究结果越丰富，对我们了解这些药物就越有利。这也就是说，每个药品都是经过"考试"合格后才能够进入临床使用的，因此临床试验研究是每个在市场出售的药品必须经过的一关。

抗肿瘤药物都必须要经肿瘤患者的试用。一个全新的抗肿瘤药需要进行20项左右的临床前研究，在进入人体临床试验之前，是要先在动物体内进行各种药物代谢、毒理方面的研究，然后才能在人体上经过Ⅰ～Ⅲ期的临床试验。如果临床研究结果证明该药是安全、有效的药物，它才能走向市场，为其他患者使用。

263. 如何能够参加新药临床研究？

大家都知道手机、电脑等产品最先进的型号都在实验室里。抗癌新药也是如此，最新的好药都在临床试验中。如果等它上市还需要7～10年，这又是很多患者等不了的。因此，参加临床研究可能是一位肿瘤患者，尤其是晚期肿瘤患者最好的选择，特别是对多种治疗失败后的患者，参加临床研究对患者来说是有希望的选择。

　　参与临床研究最重要的是信息，患者需要知道是否有适合自己病情的新药临床试验正在进行。这些信息可以通过医院就诊时询问医生、留意贴在走廊上的招募广告，还可以通过网络找到这些试验。抗癌新药的临床试验都是和治疗相结合的，大多数都要针对患者的癌症情况、治疗经历、肿瘤标志物结果等进行选择。中国医学科学院肿瘤医院是国家级抗癌新药临床实验基地，具有专门开展新药临床研究的部门，患者也可以到这里咨询；其他的大型医院也可能有这些部门。当患者需要新的治疗时不妨多多咨询，也许就能够找到适合自己的新药，也许就是这个新药挽救了患者的生命，使其能够继续享受生活。

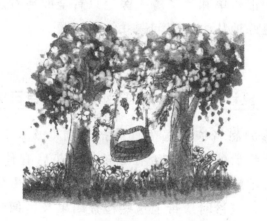

四、复查与预后篇

264. 复查时为什么需要带全以往的医学资料？

很多患者在复查的时候往往不带任何以往的医学资料，以为让医生看看然后再做些检查就可以了。其实不然，医生需要以往的医学资料来进行比较，比如术前的核磁和术后复查的核磁，医生需要拿其进行对比才能看出病情有无发展变化。因此，复查的时候最好带全以往的资料，包括病理报告单、各种化验单、各项影像学检查的报告单和片子等。医生只有全面地看过患者的医学资料，才能更好地从中发现问题并解决问题。

265. 复诊时，患者如何向医生描述自己的病情变化？

再次就诊的患者应向医生详细描述前一次就诊后的病情变化，尤其是治疗后的病情是否有好转？服药后有什么不良反应？某些患者经过治疗后有些实验室检查的结果以及影像学检查结果也会有所改善，复诊时应带上这些检查结果及影像学资料，这将有助于医生制定下一步的诊疗计划。

对于那些多次复发甚至转移，并多次治疗、病情较为复杂的患者，除了带全既往的治疗资料外，最好自己事先简单的做一个记录，医生看起来也很方便。

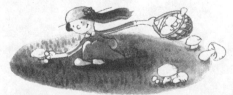

266. 骨肿瘤患者治疗后是否应该定期到医院进行检查？多长时间复查一次合适？

骨肿瘤治疗后的患者应该按照医生安排定期到医院进行检查。很多肿瘤患者出院后没有坚持长期**随访**复查，有些患者直至已经复发或转移还浑然不知，以致病情越来越重，到最后发展到无法控制的地步。其实，有些肿瘤在最初的复发阶段是完全可以控制的。而**随访**工作就是针对癌症治疗后的严密观察而展开的。一般而言，骨与软组织肿瘤患者在出院后的第 1 年每 3 个月左右随诊 1 次，第 2 年每 3~6 个月 1 次，此后可每半年至 1 年复查 1 次。

267. 骨肿瘤患者复查时都需要检查哪些项目？

骨肿瘤复查时要根据不同疾病、不同部位等情况进行不同的检查。一般要包括以下内容：患者的自身感觉；医生对患者的身体检查；实验室检查如血常规、生化等；影像学检查如 X 线平片、B 超、CT 和 MRI 等。

268. 骨及软组织肿瘤患者，治疗后复查还有必要做增强扫描吗？

骨及软组织肿瘤患者治疗后复查时一定要做增强扫描。骨及软组织肿瘤患者治疗后定期复查的目的主要是为了早期发现肿瘤复发或转移病灶，进而及时采取针对性的临床治疗。对于骨及软组织肿瘤手术或放射治疗的患者，由于治疗的实施，往往导致局部组织结构、形态特征与正常组织存在差异。为了更好的区别这类治疗所引起的异常改变与肿瘤复发的改变，所以，没有增强**禁忌证**的患者，在治疗后复查时还应该进行增强扫描检查。

269. 骨肿瘤的分级、分期与预后有什么关系？

骨肿瘤分期过程就是评估患者的**预后**，并对肿瘤局部和远处转移的危险度进行分类的过程。它根据肿瘤的分化程度、肿瘤的部位、是否有远处转移等进行分级、分期，这对于决定患者的治疗方案非常重要。常见的分期系统有 Enneking 外科分期系统和 AJCC 分期系统。一般采用前者较多，有利于制定手术的决策。分期越高，患者**预后**越差。

270. 骨肉瘤的预后怎么样？

骨肉瘤是原发于骨的常见的一类恶性肿瘤，20 年前即使采取截肢等破坏性手术，其生存机会从未超过 20%。自新辅助化疗应用于骨肉瘤后，5 年生存率可达到 70%~80%。影响骨肉瘤**预后**有诸多因素，包括年龄、肿瘤的大小、肿瘤对化疗的敏感性、肿瘤是否能完整切除、就诊时是否已经发生转移等。目前，尚无一个可靠的标准可以作为预测骨肉瘤**预后**的指标。目前比较肯定的是肿瘤的实际体积与**预后**存在相关性，肿瘤越大，**预后**越差；肿瘤的坏死率也是目前大家比较公认的重要**预后**指标，化疗后肿瘤坏死率越高，**预后**越好。

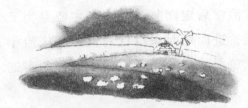

271. 尤文肉瘤的预后怎么样?

尤文肉瘤患者的生存率,初诊时无转移患者 5 年生存率可达 70% 以上,初诊时有转移患者降低至 20% 左右。肿瘤部位是影响尤文肉瘤**预后**的一个重要因素。原发肿瘤位于肢体者**预后**好,位于骨盆、骶骨等躯干部位者**预后**差。位于肢体远侧者较肢体近侧好。肿瘤大小是影响**预后**的另一个主要因素,体积越大,**预后**越差。凡化疗能使肿瘤缩小或消失、在组织学上显示反应好者,**预后**远较反应差者好。尤文肉瘤患者在治疗时,有发热、消瘦、贫血、血清乳酸脱氢酶升高、血沉升高、白细胞计数明显增高者,提示**预后**不良。

272. 软组织肿瘤患者术后多长时间复查一次?

如果是良性的软组织肿瘤,如脂肪瘤等,可以长期观察,如无特殊情况可以不来医院复查。然而对于恶性软组织肿瘤,由于其有复发和转移的可能,定期复查非常重要,只有定期复查才能让医生及时地了解病情变化,以便及时地进行治疗。一般来说应每 3 个月**随访** 1 次,连续 2 年;第 3 年每 6 个月**随访** 1 次;以后每年**随访** 1 次。

273. 软组织肉瘤患者复查时一般需要查哪些项目?

软组织肉瘤患者复查时要检查的项目包括:①病史询问;②体格检查;③胸部 X 线片(正、侧位):胸部 X 线片检查发现异常的患者建议行胸部 CT 扫描检查,检查的主要目的是看肺部有无转移；④腹部超声检查：以了解肝脏等腹腔脏器有无转移；⑤局部 MRI：主要了解手术部位有无复发、积液等情况。

274. 恶性纤维组织细胞瘤的预后如何？

恶性纤维组织细胞瘤**预后**与以下因素有关：①肿瘤的病理类型：黏液性恶性纤维组织细胞瘤的**预后**较好，多形性、巨细胞性恶性纤维组织细胞瘤的**预后**相对较差，炎症性恶性纤维组织细胞瘤**预后**最差；②肿瘤大小与分期：肿瘤的直径越大、分期越高、转移部位越多，**预后**越差；③肿瘤发生部位：发生于腹膜后的恶性纤维组织细胞瘤**预后**一般较差，发生于四肢者**预后**相对较好；④肿瘤的深度：肿瘤位置较表浅，复发率相对较高，而位于筋膜下的肿瘤更容易出现复发，**预后**相对更差；⑤发病年龄：60 岁以上的患者**预后**要好于 60 岁以下者。

275. 横纹肌肉瘤的预后如何？

横纹肌肉瘤多发于儿童，多种因素与其**预后**相关，如病理类型、原发肿瘤的部位、肿瘤分期、初治时手术切除是否彻底等。一般而言，胚胎型肉瘤**预后**要好于腺泡状肉瘤，梭形细胞和葡萄状肉瘤的**预后**相对乐观。原发于眼眶和泌尿生殖系的横纹肌肉瘤较发生于四肢、躯干的**预后**好。肿瘤分期显著影响其**预后**，分期越高，**预后**越差。

此外，对于发生于成人的横纹肌肉瘤，无论其类型和部位**预后**都很差，各型之间基本没有差异。

276. 影响黑色素瘤预后的因素有哪些？

影响黑色素瘤**预后**的因素有多种，如肿瘤的分期、部位、有无破溃等。肿瘤分期越高，**预后**越差。如果黑色素瘤生长在血供丰富的部位，如黏膜，则更加容易转移。发生在皮肤、肢端的黑色素瘤**预后**好于其他部位的黑色素瘤。出现破溃、渗液的黑色素瘤，其**预后**要差于表面完整无破溃的黑色素瘤。一部分患者的黑色素瘤来自于黑痣的恶变或外伤部位的恶变，这样的黑色素瘤要比病因不明的原发性黑色素瘤**预后**好。

277. 软组织尤文肉瘤的预后如何？

软组织尤文肉瘤是高度侵袭性的肿瘤，**预后**较差，发生远处转移的速度快。早期综合治疗是提高其**预后**的关键，采用以手术联合化疗、放疗及分子靶向治疗等的综合治疗，其总体治愈率显著提升。如能早期得以正确的综合诊治，5 年生存率可达 50%。但对于就诊初期即已发现转移的患者，**预后**仍较差。

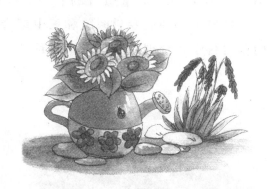

五、心理调节篇

278. 怎样正确面对得了恶性肿瘤的事实？

在我国，肿瘤发病率越来越高，已逐渐超越了心脑血管疾病的发病率，所以得了肿瘤并不奇怪。与此同时，随着科学技术的不断发展和人们对肿瘤知识的不断普及，肿瘤的控制率得到了很大的提高。虽然肿瘤对人的身体危害极大，但只要及时进行科学合理的治疗，很多患者都可以达到长期生存或治愈。美国国家癌症研究所的统计显示，目前恶性肿瘤的总体 5 年控制率已达 60%，尽管有些肿瘤的控制率仍很低，但相当多的肿瘤治疗效果都有了很大提高，这是医学发展对人类的巨大贡献。一旦确诊恶性肿瘤后，患者和家属一定要镇静，千万不要惊慌失措，全家人安静地坐下来商讨一下，共同寻找正确的解决方案。如选择就医的医院、家属如何协助、手头事情的安排、治疗时间的保障、付费方式的选择等。紧张、焦虑、绝望、胡思乱想、盲目乱投医只会耽误合理有效的治疗时机，加重患者的病情。罹患恶性肿瘤后，首次就医最好选择市级肿瘤专科医院和三甲综合医院的肿瘤科，在短时间内获得科学、合理的治疗方案及预期疗效。

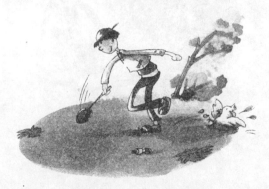

279. 是否应该告诉恶性肿瘤患者病情？知道病情后患者情绪通常是如何变化？

大多数患者得知病情后一般会经历否认期—绝望期—接受期等情绪变化的过程。当得知病情后首先进入否认期，表现为震惊、麻木、否认，对危机表现为一定的情感距离，而不是深陷痛苦之中。但数天之后进入绝望期，表现为明显的痛苦、焦虑、忧郁甚至愤怒。但随着时间的推移患者会逐渐进入接受期，表现出对疾病的适应性，特别是随着治疗的开始，在其他人的帮助下很快能与医护人员很好配合治疗，焦虑、抑郁程度明显减轻。不知道自己病情的患者在忍受疾病的打击和接受治疗感到痛苦时，如果得不到周围环境正确的引导和帮助，随着病情的进展，很难走出绝望期，会表现出明显的消极应对行为，焦虑、抑郁程度不断加重，对未来充满迷惑与绝望，甚至可能采取一些悲观绝望的应对方式。

所以，尽管患者知情后会有一些负面心理活动，但在正确引导下会很快度过这段心理活动期，转而积极应对疾病。通过告诉患者癌症是可以治疗的，帮助其正确认识疾病，了解当前的医疗水平和发展趋势，积极开导患者，提供患者之间交流机会等，这些都会消除患者的不确定感，从而促进适应性反应，可使其焦虑、抑郁的程度明显减轻。而对患者隐瞒病情的消极结果会使病情随着时间而逐渐加重，不利于患者的治疗。

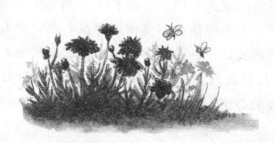

280. 得了恶性肿瘤该去哪儿治疗？

如果确诊为恶性肿瘤，应该尽早去治疗肿瘤经验丰富的医院就诊，听取专家的建议，而不是道听途说，轻信小广告和偏方。

不同类型、处于不同阶段的肿瘤，都有不同的规范化的治疗方法。如果早期治疗，可以达到很好的疗效，可以治愈。对于晚期的患者，也同样应该接受规范化的正规治疗，不仅可以延长生命，还可以达到提高生活质量的目的。盲目的听取广告或是小道消息是不可取的，有可能延误病情，并对之后的治疗带来障碍。比如说，有些治疗肿瘤的偏方里含有少量的化疗药物，服用后对肿瘤细胞作用较弱，但可以诱导细胞出现抗药性，对之后的化疗产生不利的影响；而且可能出现化疗的并发症，如**骨髓抑制**、白细胞减少等，可能延误手术、放疗和化疗的按时进行。

281. 肿瘤患者如何保持积极乐观的心态？

即使内心很坚强的人，在面对突如其来的疾病时，都不可避免的会出现心理波动，无论是在确诊疾病时的怀疑与恐惧，还是在治疗和康复中的困惑与无助，这些都是正常的心理过程。但不良情绪的郁结不散，会严重影响身体的康复。因此，我们需要有意识地进行自我心理调节，来改善内心的痛苦。适当地进行自我宣泄，患者可以向家人、朋友、医护人员诉说，大家都会理解，共同帮助分担。而不应该将不良情绪埋在心底，个人忍受。患者要坚定战胜疾病的信念，并且不断暗示自己与其他人一样，是个"健康人"进行自我鼓励；通过深呼吸、冥想、听舒缓音乐等方式来放松自我的心情，感受宁静与平和；在身体允许的情况下，选择自己喜欢的文体娱乐活动，如太极、瑜伽、跳舞、读书、旅游等，适度的锻炼是缓解心情的好方法，往往会收到意想不到的效果。以"过好每一天"的态度来应对疾病，努力让自己活在当下，既不后悔昨日，也不预测明天，坚强、愉悦的过好每一天。积极、乐观、向上的心态，将是战胜病魔最有力的武器！患者肿瘤恶性程度很高而最后治愈的例子不计其数。

282. 患者如何能尽快回归家庭、回归社会？

在经过一段时间的治疗后，疾病或是治愈、或是进入到一个稳定的状态，患者就会面临下一个问题，即如何将"患者"这个角色顺利转变回"爱人"、"父/母"、"子/女"、"同事"等角色。患者可能会闷在家里怕见人，也怕跟人聊有关疾病的话题，别人太关心会觉得是可怜，不关心又会认为别人冷漠。而这种固守自封的状态会让患者越发孤独，甚至还会增加恐惧感，这对康复是大大不利的。患者应该试着去敞开心扉，首先从与伴侣、亲人、朋友倾谈开始，对亲朋好友说出心中的希望与恐惧，这种沟通能够获得理解与支持，回归到家庭爱的怀抱中。接下来，患者应该主动走进社会，可以参加一些团体活动，如病友俱乐部、兴趣爱好俱乐部等，抗癌明星的榜样作用、与病友间的沟通与交流、丰富的文体活动等，这些社会支持都会减少孤独与恐惧感。再加上善于进行自我心理调节，患者就可以逐步回归到正常的生活中去，并且拥有积极、向上、乐观的生活态度。

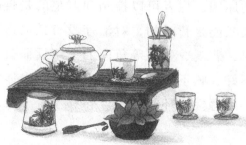

283. 如何能以平常心面对复查？

有的患者出院后不愿到医院接受复查，大有"我与癌症一刀两断"的感觉，而这其实是一种逃避心理，害怕疾病的复发与转移，不愿、不想、也不敢去面对，只是一味地躲避。但是不到医院复查，一旦身体出现问题就会错过最佳的治疗时期，失去挽救生命的机会，那将追悔莫及。因此应勇于面对疾病，认识到复查也是今后身体康复必须经过的一个阶段，既然治疗已经有了好的效果，就要善始善终，将复查进行到底。

而复查前后的心理波动，又是很多患者面临的另一大难题。有的患者每当要去医院复查前都会万分紧张与焦虑，害怕真的复发了，那种恐惧与不安再次萦绕心头、挥之不去，直至复查结果显示一切正常。那么，除了进行自我心理调节外，患者还可以尝试来放空自己，什么都不想，只是尽自己最大的努力做好当前的事，这样可以在复查前后获得一些内心的平静。如果这些方法都不能缓解患者的紧张、焦虑、甚至是失眠等症状时，应当到正规的心理门诊就诊。

284. 肿瘤复发了怎么办？

恶性肿瘤（癌症）是一种慢性疾病，复发的原因有很多，除了肿瘤本身的原因，患者可以控制和调整的是自己的心态和情绪。逃避、恐惧只能是暂时的，对治疗没有任何帮助。在发现肿瘤复发、转移时，悲观、失望等负面的情绪反而会对疾病的**预后**十分不利，吃不好、睡不着，精神状态不好，身体状况差，抵抗力下降，都会导致恶性循环。复发、转移不等于死亡，采取积极的态度，把有限的精力集中在积极解决现有的问题上，继续与肿瘤作斗争，往往会得到意想不到的效果。

（1）建立良好的医患关系，相互信任、相互尊重，可以增强医患共同抗癌的信心。信任医生可以为患者制订最佳的治疗方案，随着新药、新的治疗方法的出现，仍然有部分复发转移的患者是可以治愈的，积极配合医生的治疗，战胜癌症更需要坚持不懈的毅力。

（2）家人、朋友对患者生活、情感上的帮助、支持很重要。生活上，可以帮患者护理、做家务等，提供无微不至的照顾。在门诊看病时，家属可以帮助排队挂号、预约检查。患者住院期间负责患者的衣食住行，办理住院、出院手续，与医务人员沟通，协助患者做一些决定。比如对一些检查、治疗方案难以做选择时，家属、朋友是最好的参谋。情感上，家属、朋友可以帮患者分忧解愁，为患者打气，给鼓励，树立信心，与患者共渡难关。患者内心的担忧、疑虑，可以向家人、朋友诉说。

（3）如果患者心情持续不好，心理压力大，要及时向心理医生寻求帮助。很多人都认为看心理医生就是得了精神病，顾虑重重，其实，心理医生可以为患者打开心结，消除或减轻负性情绪，释放心理压力，有助于提高治疗效果。

（4）转移注意力，做力所能及的事。知道复发或是转移后，患者之前建立的信心可能会被摧垮。这个时候，要尽快调整，重新建立目标，重新燃起斗志。切忌独自在家冥思苦想的琢磨，有些患者选择出去旅游、在家里做家务、把自己的抗癌心路记录下来等。

（5）养成良好的生活习惯：适当锻炼、合理饮食、作息规律。保持良好的身心状态，为新的治疗做准备。

285. 如何应对失眠？

由于患肿瘤后的心理负担、经济压力、疾病的症状、睡眠习惯的改变、治疗的副作用，或者住院后环境改变等因素，常导致失眠。失眠发生后，又常常导致体力、精力消耗，心理痛苦加剧，降低生活质量，影响患者对放化疗的配合。目前对于失眠治疗存在着一些误解，患者、家属往往过度关注药物的副作用，夸大了睡眠药物的依赖性，从而对失眠关注不足。针对不同失眠情况，应采取不同的措施。

（1）做好睡觉前的工作：睡觉前的准备应因人而异，对于疼痛的患者给予镇痛剂，恶心、呕吐患者给予止吐药，对睡前有特殊嗜好的，如喝牛奶、饮料等应给予满足，有条件者可以做身体按摩。

（2）住院患者很常见的失眠情况是睡倒了，就是白天输液时睡觉，晚上睡不着，这种情况下首先要建立健康的睡眠习惯。

（3）**一过性失眠**（不是一贯失眠）的患者，一旦导致失眠

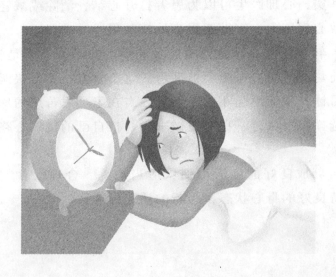

的原因消除，症状即可缓减或消失，这种情况下不需要用药物治疗；或在医生的指导下服用小剂量快速排泄的安眠药一两天，可能可以了。

（4）短期失眠的患者，可通过心理治疗解除紧张因素，改进适应能力。避免白天小睡，不饮用含咖啡因的饮料，睡前散步或饮用适量的温牛奶等对改善睡眠都有帮助。也可以在医生的指导下短期服用安眠药物。

（5）慢性失眠的患者，应咨询相关的专家，需要经过专门的神经、精神和心理等方面的评估、调整。

286. 患者怎么克服对死亡的恐惧？

其实，癌症不过是一种慢性病，只是程度较为重些罢了。恢复痊愈的不在少数，带癌生存数年、数十年的人也有。癌症的治愈，除了医生和药物外，更主要的是要靠自身的抵抗力、免疫力和自愈力。如果一听是癌症就忧心忡忡，恐惧死亡，反而会影响自身的免疫力，甚至加重病情。如果安然处之，放下心来，保持精神生命和自然生命良性互动，病情反而会减轻，恢复和治愈的可能会更大。首先自己要有希望，才会真的有希望。

退一万步说，人生自古谁无死？一位哲学家说的好：每个人都是"不按自己的意愿而生，又违背自己的意愿而死"。生命有始有终，有出生，就有死亡，生命的周期不可逾越，每个人都要走完自己的人生。生命的最后一程怎么走完往往也是身不由己。不如我们顺其自然，放松下来。有一位患者，她得知自己患了癌症之后还活跃在大学的讲坛上。她战胜了自己，坦然面对，在课堂上向她的学生告别，发表了一篇"变暗淡为辉煌"的留世之作，人人敬仰。还有一位患者，几次病危，几次住进重病监护室。朋友们干脆就在这个时候把挽联和悼词先念给他听了。活着的时候就看见自己的"盖棺定论"，也是人生一件幸事。而且，生命达到了一种超然自逸的境界，这是生命的一种智慧。是的，生命的最后一程，既然人人不可避免，又为什么要恐惧呢？何不走得平和点儿？何不走得潇洒些？何不走得有尊严呢？

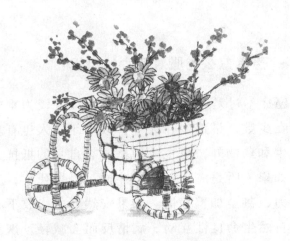

六、预防篇

287. 癌症可以预防吗？

很多人认为癌症纯粹是由于基因、运气不好或命运所致。但是，科学研究告诉我们癌症其实是基因、环境和生活方式综合作用于人体的结果，其中很大一部分癌症可以通过预防进行控制。估计约1/3的癌症可以通过改变我们的生活方式进行预防。虽然医学的进步有助于更好地治疗癌症患者，但是多数患者目前还不能完全治愈，只能改善生存质量和控制病情，因此控制癌症最有效的方式是预防癌症的发生。

288. 哪些生活方式有助于预防癌症呢？

癌症可以通过改变不良的生活方式进行有效预防，即俗话说的"管住自己的嘴和迈开自己的腿"，具体说来包括戒烟限酒、平衡膳食、适当锻炼、保持正常体重、预防感染、避免和减少**职业危险暴露**。保持健康的心态、健康的生活方式有助于对癌症的预防。

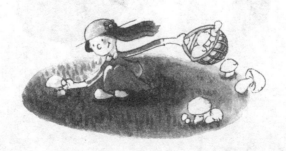

289. 如果多名家庭成员出现癌症，应该需要注意什么？

当多名家庭成员出现癌症时，应注意他们被发现癌症的年龄以及癌症类型。在自己出现疾病症状和不适就诊时应告知医生这些信息，这有助于医生判断是否需要进行特殊检查确定自己是否存在癌症。同时，应该定期进行体检，确定身体是否存在异常。

290. 吸烟与癌症有什么关系呢？

吸烟和癌症的关系非常明确。吸烟能增加肺癌、肝癌、口腔癌、胃癌、鼻咽癌、膀胱癌、宫颈癌、乳腺癌、肾癌等多种癌症的发病风险，其中80%的肺癌由吸烟所致。我国男性吸烟率估计达64%，女性吸烟率达6%，而女性被动吸烟率高达48%。

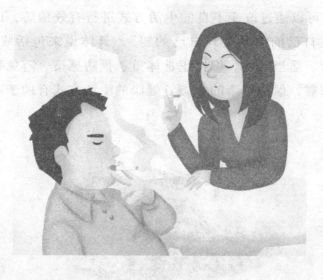

32.7%的男性癌症患者死亡是由吸烟所致，而5%的女性癌症患者死亡是由吸烟所致。因此，戒烟有助于降低自己和身边亲人发生癌症的风险。

291. 如何通过控制饮食降低癌症发生风险？

通过平衡的健康饮食能有效降低癌症风险。平时应注意多吃富含纤维的水果和蔬菜，同时减少红肉和肉制品、盐的摄入。红肉是指烹饪前呈现出红色的肉，包括猪肉、牛肉、羊肉、鹿肉、兔肉等所有哺乳动物的肉，肉制品包括腌制肉类、火腿等。

292. 是否应该相信某些宣传中所讲的抗肿瘤饮食？

广告常常宣传某些特殊食品或"抗肿瘤食品"对我们的身体非常有益。但是它们无法替代健康的平衡膳食在维持身体健康中发挥的作用。世界卫生组织建议每天至少应该吃400g水果和蔬菜，预防癌症和其他慢性疾病。

293. 多大酒量对于预防癌症来讲属于安全量？

为了预防癌症的发生，据估计男性每天最多只能饮用70～100ml 40度白酒（250～350ml 12度红酒），女性最多只能饮用50ml 40度白酒（约175ml 12度红酒）。从癌症预防的角度来说应尽量避免饮酒。

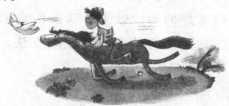

294. 如何通过锻炼和体力活动降低癌症风险？

我国将每周锻炼频率 ≥ 3 次，每次 ≥ 30 分钟定义为经常锻炼，未达到该标准的为偶尔锻炼。体力活动分为职业性体育活动、娱乐性体育活动和散步等。美国疾病控制中心推荐每周至少进行 150 分钟**中度有氧活动**，并至少进行 2 次全身肌肉伸展运动。

295. 如何通过控制体重降低癌症发生风险呢？

首先需要通过体质指数公式确定体重是否在健康范围内。对于部分人来说，将体重控制在理想范围内比较困难，或许首先应该调整生活方式，健康饮食，减少饮食量并积极锻炼身体，这样能先保证体重不再增加，随后逐步降低体重。体重的控制可以降低癌症的发生风险。目前我国居民生活水平改善，越来越多的人出现超重和肥胖，同时我们应该从儿童做起，加强对学生的健康教育。

296. 如何预防骨肿瘤？

目前大部分骨肿瘤的病因机制仍未能完全明确，因而从其发病机制上预防骨肿瘤的发生目前尚无确切方法。因而，骨肿瘤的早诊早治对骨肿瘤的治疗十分重要。对于不可解释之骨痛，应尽快查明可能原因，不要忽略骨癌的可能性。如果能早期发现，早期治疗，定能获得更好的治疗效果，获得治愈的机会也大大增加。既然没有预防骨肿瘤的具有针对性的方法，可以从生活习惯、饮食及心态等方面采取措施：

（1）生活预防：减少或避免放射性辐射，尤其在青少年骨骼发育时期。加强体育锻炼，增强体质，增强免疫功能，提高对疾病的抵抗力，预防病毒感染。避免外伤，特别是青少年发育期的长骨骨骺部位。

（2）饮食预防：少吃或不吃含亚硝酸盐浓度高的酸菜、咸鱼等；少吃烘烤熏制及油炸食品，不吃含有黄曲霉素、发霉、发酵等食物。

（3）精神调理：保持性格开朗，心情舒畅，保持平和心态，遇事不怒。

297. 骨肿瘤患者怎么避免病理性骨折？

由于骨肿瘤对骨质的破坏，轻微外伤都可能引起病理性骨折，症状和普通外伤骨折一样。但是发生病理性骨折会影响患者康复，骨肿瘤患者要尽量避免。

（1）患者下床活动时动作要慢，患病侧肢体不要负重，应使用拐杖等支撑，最好有人陪同。注意地面是否湿滑、有无障碍物，防滑倒或绊倒，避免外伤。如果骨肿瘤引起的骨破坏严重，患者应该卧床休息，禁止下床活动。

（2）一旦发生意外，应立即通知专业人员救治，家属不能随便搬动患者。由医护人员固定好骨折肢体后才可以移动患者，否则很有可能损伤到患者的软组织、血管或神经，加重病情。

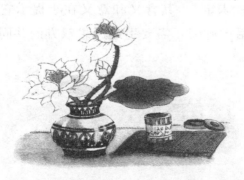

七、认识骨与软组织肿瘤篇

298. 肿瘤是怎样命名的?

肿瘤根据其细胞起源及性质进行命名。人体组织细胞起源繁多,其中主要的大类:如上皮细胞,存在于身体体表的皮肤、体内脏器的腔面,如消化道黏膜以及各种消化和代谢器官,如肝脏、胰腺、涎腺等;常见的皮肤癌、胃癌、肠癌、肝癌、胰腺癌等都属于上皮细胞起源的恶性肿瘤。其次是间叶细胞,如肌肉、脂肪、纤维、血管等软组织;常见的纤维组织细胞瘤、平滑肌瘤、间质瘤等统称为间叶来源的肿瘤。此外,还有骨、神经、淋巴造血等,当发生肿瘤时都分别依据其细胞来源和性质进行分类和命名。良性肿瘤一般称之为"瘤",恶性肿瘤根据其细胞起源不同有不同的命名,上皮来源的称为"癌",间叶来源的称为"肉瘤",神经来源的称之为"母细胞瘤"等。也有一些肿瘤的使用专有名词命名,如霍奇金淋巴瘤、血管免疫母细胞性T细胞淋巴瘤,它们都是恶性淋巴瘤大分类中的不同类型。随着人们对肿瘤认知的不断深入,肿瘤定义和命名的概念还将继续更新,某些肿瘤因其组织学形态或生物学行为等特征难以准确表述而被定义为"恶性潜能未定",其含义和意义在于提示它是一类具有不确定行为和**预后**的肿瘤,需要引起医患双方的共同重视,治疗后仍应定期**随访**。

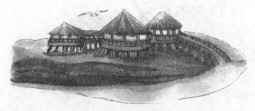

299. 肿瘤细胞的分化程度与恶性程度有什么关系？

病理学应用肿瘤分化的概念一般是用以表述肿瘤细胞趋向成熟的程度。肿瘤细胞与正常细胞的形态越相近似，越提示肿瘤的分化比较成熟，通常表述为"高分化"或称"分化好"。临床上大多数形态学分化好的肿瘤恶性程度低；大多数形态分化差的肿瘤恶性程度高；但并不是所有形态学分化好的恶性肿瘤预后都好，也不是所有分化差的肿瘤治疗效果就差。

300. 骨肿瘤是如何定义的？软组织肿瘤是如何定义的？

肿瘤的命名方式为：组织来源+肿瘤。因而骨肿瘤即来源于骨的肿瘤，所以凡是起源于骨组织或发生在骨骼的肿瘤统称为骨肿瘤。凡起源于软组织的肿瘤称为软组织肿瘤，包括黏液、纤维、脂肪、平滑肌、横纹肌、间皮、滑膜、血管、淋巴管等。

301. 什么是病理分级？有什么临床意义？

病理学应用肿瘤的分级表述肿瘤的分化程度，采用三级表述方式：目前多数应用高分化、中分化、低分化表述，也有些肿瘤应用1级、2级、3级表述。高分级是低分化的同义词，低分级是高分化的同义词。临床上多数肿瘤符合如下的规律：分级越高，分化越差，恶性度越高，预后越差。

302. 骨与软组织肿瘤有高危人群吗？

（1）肉瘤患者病灶区常有外伤史，但还不能肯定外伤就是肉瘤的病因。常见的是小的外伤能导致局部水肿或血肿，致使原有的肿瘤变得显著因而被患者所重视。

（2）接触某些除草剂，如苯氧乙酸或含有氯酚的木材防腐剂可能是软组织肉瘤的**高危因素**。

（3）外照射放疗是软组织肉瘤中唯一确切的病因。如乳腺、宫颈、卵巢、睾丸以及淋巴系统恶性肿瘤患者接受外照射放疗后，其肉瘤的发病率可成倍增加。

（4）腋窝手术后慢性淋巴水肿与淋巴管肉瘤的发病可能有关。特定的遗传基因变异与骨和软组织肉瘤的发病有关。例如，家族性息肉病患者患硬纤维瘤的机率较高。

303. 什么叫复发？骨肿瘤容易复发吗？

复发就是在切除肿瘤的部位再次出现肿瘤生长。骨肿瘤多种多样，复发率不一。治疗方法不同，复发率亦不同。辅助治疗方法不一样，复发也不一样。因而，应区别对待，根据各种骨肿瘤、不同的治疗方法、不一样的辅助治疗，来综合考虑肿瘤是否复发。大体而言，良性骨肿瘤复发率很低，恶性骨肿瘤复发率高。手术切除范围越大，复发率越低。术后辅助放疗或化疗，肿瘤的复发率下降。

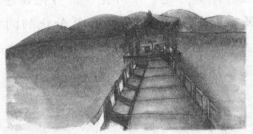

304. 什么是骨的类肿瘤疾患？

骨的类肿瘤疾患指在临床影像、组织学方面与肿瘤相似的骨内病变。发生于骨骼的类肿瘤疾患包括单纯性囊肿、动脉瘤样骨囊肿、纤维结构不良、骨纤维结构不良、朗格罕斯细胞组织细胞增生症、脂质肉芽肿病、胸壁错构瘤等。

305. 良性骨源性肿瘤包括哪些？有什么特点？

良性骨源性肿瘤常包括骨样骨瘤和骨母细胞瘤。

（1）骨样骨瘤：为骨良性小病损，伴有疼痛，儿童及青年多见，男性居多。多发生在长骨的骨干和骺端，如股骨、胫骨和肱骨，也可发生在近关节面、脊柱、足和手骨。通常表现为长骨持续数月的钝痛，夜间重，服用非甾体抗炎药物，如布洛芬等可缓解。除此之外，也可表现为跛行。病变部位可有压痛、红肿和肌肉萎缩等。

（2）骨母细胞瘤：为一种少见的良性肿瘤，青年多见，男性居多。发病部位常侵犯脊柱，其他部位包括长骨，特别是股骨、胫骨等。临床上无典型的症状，主要是逐渐加重的疼痛。脊柱骨母细胞瘤较大时，常因神经压迫而伴有神经症状，如肢体的麻木、感觉异常及肌力下降等。

306. 老百姓常说的"骨癌"是怎么回事？

老百姓常说的"骨癌"实际上就是骨的恶性肿瘤，分为原发性、继发性和转移性三类。原发性恶性骨肿瘤以骨肉瘤、软骨

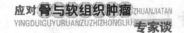

肉瘤、纤维肉瘤多见。继发性骨肿瘤则由良性骨瘤转变而来。转移性骨肿瘤则是由其他系统的恶性肿瘤发生远处转移至骨骼的后果，如肺癌、前列腺癌、乳癌、肝癌、甲状腺癌等。

307. 恶性肿瘤的骨转移是怎么回事？哪些恶性肿瘤容易发生骨转移？

骨转移性肿瘤是指原发于其他部位的恶性肿瘤，绝大多数为癌，少数为肉瘤，通过血液循环或淋巴系统转移到骨骼所产生的继发肿瘤，主要通过血液途径，多发生于脊柱、骨盆和长骨干骺端，尤以前两者多见。常见的有乳腺癌、前列腺癌、甲状腺癌、肺癌和肾癌等容易发生骨转移。

308. 恶性骨与软组织肿瘤的转移途径有哪些？

恶性骨与软组织肿瘤主要经血道和经淋巴结转移。骨与软组织肉瘤好发于躯干和四肢，该部位的血液回流至腔静脉而到达肺，因而肺转移最常见。此外，肢体的骨与软组织肉瘤可经淋巴结而转移至腹股沟、腋窝等区域淋巴结，这也是常见的转移途径之一。

309. 什么是骨肉瘤？

骨肉瘤是青少年最常见的原发性恶性骨肿瘤，占原发骨肿瘤的10%，占原发恶性骨肿瘤的20%，每年发病率为（1～3）／100万人，75%的患者发病年龄在10～30岁，是严重影响青少年健康的恶性肿瘤。骨肉瘤分为原发与继发，前者是指没有先前的病损直接发生者，儿童和青少年 93% 的骨肉瘤是原发的；后者是指有先前的病损或放射治疗后出现者，60 岁以上的骨肉瘤中有 1/4 的患者为继发。常见发病部位为膝关节的附近，其次为上臂上端和大腿上端。早期症状是受累部位疼痛，根据不同类型疼痛程度不同，一般为间断性疼痛，之后持续时间延长，夜间明显，止痛药无效。早期局部感觉不适，之后出现局部肿胀，局部皮肤发红，温度增高，静脉曲张明显，有的患者可以有关节肿胀、积液和活动受限，甚至出现病理性骨折。

310. 软骨源性肿瘤包括哪些？有什么特点？

软骨源性肿瘤包括软骨瘤、骨软骨瘤、成软骨细胞瘤、软骨黏液样纤维瘤、软骨肉瘤。大体特点如下：

（1）软骨瘤：是最常见的成软骨性肿瘤，包括内生软骨瘤、多发性软骨瘤病和骨膜软骨瘤。内生软骨瘤为良性骨内肿瘤，为单发病变。多发性软骨瘤病多有遗传倾向，病变同单发的内生软骨瘤相类似，但呈多发性、不对称性分布，多在身体的一侧发病。

（2）骨软骨瘤：是最常见的良性骨肿瘤。其中单发性骨软骨瘤是发生在骨表面的骨性突起。儿童和青少年常见，男性居多，肿瘤生长缓慢，疼痛较轻或完全无症状，多因发现肢体（下肢多见）肿大的包块而来就诊，关节附近可因肿瘤存在而关节活动受限。骨软骨瘤的恶变率约为 1%，恶变后可出现疼痛、肿胀、包块增大等症状。

（3）成软骨细胞瘤：又称为软骨母细胞瘤，是一种原发良性骨肿瘤，常于青少年骨骺闭合之前发病。主要临床表现是关节附近骨骼部位的局部疼痛、肿胀，可有明显的压痛，症状可持续几个月甚至数年。

（4）软骨黏液样纤维瘤：是一种良性的软骨肿瘤，较少见，好发于年轻女性。主要临床表现为四肢，尤其是下肢长管状骨的疼痛、骨性肿块及关节活动障碍，病变发展缓慢。个别恶变或儿童软骨黏液样纤维瘤可表现为进行性发展。

（5）软骨肉瘤：为一种细胞有向软骨分化趋向的恶性肿瘤，可分为原发型和继发型。按照部位可分为中心型，即发生于骨内；周围型，即发生于骨外的外生骨疣；骨膜型，即发生于骨旁。软骨肉瘤具有不同的恶性度分级，可从一个分级向恶性度更高的一级转化，并与**预后**和治疗相关。

311. 软组织肿瘤是癌吗？

老百姓通常所指的"癌"即是恶性肿瘤的意思，然而在医学上并不等同。恶性肿瘤不仅仅包括癌，还包括肉瘤。癌和肉瘤其组织来源不同，但都具有局部侵袭、复发和远处转移的特性。

在医学的范畴内，凡来自人体内、外胚层（即上皮成分，如鳞状上皮、腺上皮和移行上皮等）的恶性肿瘤统称为癌。常见的癌有皮肤、食管、子宫颈的鳞状细胞癌，消化道、唾液腺、甲状腺和乳腺的腺癌；肝细胞型肝癌；膀胱、肾盂的移行细胞癌等。

人体除有内、外胚层之外，尚有间胚层组织，位于内外胚层之间，这些组织包括纤维组织、血管组织、淋巴管组织、脂肪组织、软骨组织、骨组织、平滑肌组织、横纹肌组织以及淋巴结组织。凡来自这些组织的恶性肿瘤叫做肉瘤，如血管肉瘤、淋巴管肉瘤、淋巴肉瘤、脂肪肉瘤、软骨肉瘤以及骨肉瘤等。

312. 软组织肉瘤最常见的转移部位有哪些？

恶性肿瘤的转移途径主要有四种：直接蔓延、淋巴道转移、血道转移、**种植**性转移。而软组织肉瘤主要是通过血道转移至肺、骨、肝脏和脑、腹膜后和其他组织。其中最常见的转移部位是肺。其次为通过淋巴系统弥散转移至局部淋巴结。这就不难理解为什么软组织肉瘤患者的检查项目中，胸部 CT 或胸片是必查项目。

313. 脂肪肉瘤与脂肪瘤有什么不一样？

脂肪瘤很常见，是由成熟的脂肪细胞构成的良性病变，凡是有脂肪的部位均有可能发生。多见于 40～60 岁的患者，较少发生于 20 岁以前，多发生于体表。可以单发，也可以多发，多发时称作"脂肪瘤病"。

脂肪肉瘤属于软组织肉瘤，为恶性肿瘤。常为无痛性肿大的肿块，缓慢增大，有的患者甚至生长至 10～20cm 却依然没有任何感觉，只是局部偶尔会有不适感，因而病史多较长。但多形性脂肪肉瘤进展较为迅速，可导致患者在短期内死亡。

314. 透明细胞肉瘤是一种什么样的疾病？

透明细胞肉瘤是一种组织起源不明确、高度恶性的软组织肉瘤，常发生于 20～40 岁的青少年或中年人，老年人罕见。肿瘤可以位于全身各个部位，但较常见于四肢，尤其是足踝部、膝部、股部、手部，头颈部和躯干较少见。发病位置比较深，常邻近肌腱，偶尔出现在皮下，一般不会侵犯皮肤。临床表现为生长缓慢的软组织肿块，有半数的患者会出现疼痛。肿瘤如果较大可产生压迫症状。质地比较硬，肿块可逐渐增大，病程从数月到2年不等。

315. 弹力纤维瘤是一种什么样的疾病？

弹力纤维瘤比较少见，55岁以上的女性较为常见，常发生于肩胛下。病程比较长，有的可以到5~10年。几乎没有症状，生长很缓慢，只是可以摸到深部的肿块。由于瘤体中都是一些弹力纤维或胶原纤维，所以称之为弹力纤维瘤。关于它的发生机制还不清楚，可能是与外伤有关，也有可能是由于肩胛骨和胸壁之间长期存在机械性摩擦。它是一种良性肿瘤，手术切除即可治愈。

316. 什么是纤维肉瘤？

纤维肉瘤是常见的软组织恶性肿瘤。男性比女性更容易发生，30~55岁较为常见。发生的部位也很多样，全身各个部位都有可能发生，但是肢体最常见，尤其是下肢，其次是躯干、四肢的末端，包括前臂和小腿。有的患者发生在腹膜后或者头颈部。肿瘤一般不痛，瘤体也不大，但是发生在下肢或臀部的往往体积较大，如果巨大的肿瘤压迫了下肢的神经，比如坐骨神经，就会引起明显的疼痛、麻木等症状。

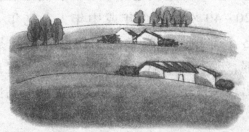

317. 神经鞘瘤是一种什么样的疾病？

神经鞘瘤是良性肿瘤，它是最常见的良性神经源性肿瘤，20~50岁较为容易发病。全身各处有神经的部位都可能发生，最为常见的是四肢、头颈和躯干，腘窝、肘窝、腋窝、腕部多见。肿瘤的边界很清晰。因为神经鞘瘤多好发于感觉神经，患者很少会出现运动功能的异常。常常表现为无痛性的肿块，生长缓慢，体积小时几乎不产生症状，体积较大时有可能压迫神经，从而会产生"过电"、放射痛等症状。

318. 黑色素瘤是一种什么样的疾病？

黑色素瘤是一种恶性肿瘤，近年来它的发病率越来越高。我国最为常见的是肢端黑色素瘤，即发生于足底、足趾、手指末端及甲下等部位；其次为黏膜黑色素瘤，即发生于直肠、肛门、外阴、眼、口和鼻咽等。黑色素瘤早期的症状表现为不对称性的色素斑、边缘不整齐、颜色发暗发黑、直径多在1cm以上、可以稍高出周围皮肤表面，进一步发展可在病变周围出现点状的微小病变，叫做"卫星灶"，甚至发生溃疡，经久不愈，如果不及时治疗，可发生淋巴结转移、皮下的移行转移，甚至转移到肺、肝、骨、脑等。

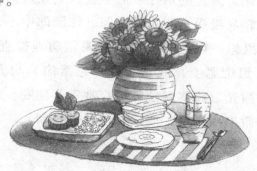

319. 什么是黑痣？黑痣会恶变吗？黑痣癌变的原因有哪些？

几乎每个人的身体皮肤上都可以长有黑痣。有的黑痣是出生时候天生就有的，有的是后天才长的；有的黑痣小若针尖，有的大若碗口；有的黑痣高出皮肤，有的不高出皮肤；有的黑痣长毛，有的不长毛；有的黑痣呈黑色，有的呈棕色、褐色、黄色等。

黑痣也叫色素痣，是由皮肤中的黑色素细胞增生而形成的良性病变。按其处于皮肤的深度不同，黑痣可以分为皮内痣、交界痣、混合痣。皮内痣的痣细胞成团于真皮内，为成人体表最常见的一类色素痣；交界痣的痣细胞位于表皮下部或邻接真皮处，多发于掌、趾以及外生殖器处；混合痣的位置、深度和交界痣相同，但稍向下延伸至真皮。皮内痣一般不会恶变，但交界痣和混合痣有潜在的恶变可能，尤其是生长在皮肤与黏膜的交界处以及手掌、足底等容易摩擦的部位。一旦由黑痣转变为恶性黑色素瘤，其恶性程度很高，死亡率也极高。

黑痣恶变的原因：大多是黑痣受到慢性刺激、摩擦、搔抓、不当的挖除或药物腐蚀等，使良性的黑痣转变成恶性黑色素瘤。约有20%的黑痣所引起的恶性黑色素瘤都是在恶变之前曾接受过不恰当的治疗，如不充分的冷冻、激光、药物腐蚀、电解、电灼等所致。因此，黑痣的治疗一般多主张到正规的医院以手术切除为好，不要轻易接受马路边的游医、江湖郎中不正规的治疗。

手术切除黑痣，切下的标本一定要做病理检查，明确诊断。若发现问题（黑痣恶变，或是恶性黑色素瘤）可及时采取补救措施。冷冻、激光、药物腐蚀等治疗常常不彻底。未除尽的黑痣细胞可能因刺激出现恶变，变成恶性黑色素瘤。

八、肿瘤病因探究篇

320. 为什么多数癌症容易在老年人中发生?

约 60% 的癌症会在 65 岁以后出现,约有 70% 的癌症患者死亡会发生在老年人群。目前认为存在以下几方面的原因导致癌症容易在老年人中发生:①在机体内癌变过程需要若干年才能完成;②部分细胞、组织在老化时才会对部分致癌物质更加敏感;③机体免疫系统清除恶化细胞组织的能力随着年龄的增加而减弱;④癌症的发生总伴随着 DNA 遗传物质的出错,老化细胞修复出错 DNA 遗传物质的能力随着年龄的增加而减弱。

321. 为什么常出现家庭多名成员患癌症?

多个家庭成员出现癌症可能有几方面的原因:①可能仅仅是一个巧合;②可能是因为家庭成员生活在相似的环境或有相似的生活习惯,比如均喜欢抽烟和酗酒;③可能家庭成员遗传因素所致。需要注意的是,仅有 5% 以下的癌症患者因父方或母方缺陷基因遗传所致,而绝大多数癌症患者与遗传因素无关。缺陷基因仅会增加癌症的风险,其存在并不意味着一定会出现癌症。

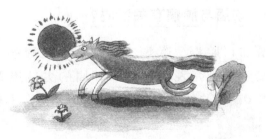

322. 感染会导致癌症吗?

研究证实大约 1/5 的癌症是由感染引起。目前确定与癌症相关的感染因素包括人乳头瘤病毒、乙肝病毒、丙肝病毒、幽门螺杆菌、EB 病毒。其中人乳头瘤病毒与宫颈癌、口腔癌以及肛门生殖道癌症、乙肝病毒和丙肝病毒与肝癌、幽门螺杆菌与胃癌、EB 病毒与鼻咽癌存在关系。31.7%死于癌症的男性患者与感染因素有关,25.3%死于癌症的女性患者与感染因素有关。

323. 饮食与癌症的发生有关系吗?

饮食会影响大肠癌、胃癌、口腔癌、肾癌、食管癌和乳腺癌的风险。我国研究发现 13%死于癌症的患者水果摄入不足,还有 3.6%蔬菜摄入不足。高摄入动物脂肪、动物蛋白和低纤维饮食是患大肠癌的危险因素。烟熏盐渍品,长期食用高温、辛辣食物是患胃癌的危险因素。嚼槟榔、饮酒是患口腔癌的危险因素。高摄入乳制品、动物蛋白、脂肪是患肾癌的危险因素。食物的过热、偏硬、制作粗糙、吞食过快、辛辣刺激是患食管癌的危险因素。高热量、高脂肪饮食是患乳腺癌的危险因素。因此,饮食习惯与癌症发生密切相关。

324. 饮酒与肿瘤有关系吗?

饮酒能增加口腔癌、喉癌、食管癌、乳腺癌、大肠癌、肾癌、肝癌的发生。研究表明在死于肿瘤的男性患者中有 6.7%、女性患者中有 0.4%与饮酒有关。饮酒量越大,出现癌症的风险越大。重度饮酒会导致肝硬化，从而导致肝癌的发生。

325. 体力活动缺乏与癌症有关系吗？

体力活动缺乏会增加乳腺癌、大肠癌和子宫内膜癌的发生风险。由于生活方式改善，目前我国大多数人缺乏必要的体力活动和锻炼。在我国，死于肿瘤的男性患者中有 0.3%、女性患者中有 0.2% 与体力活动缺乏有关。通过增加活动量和锻炼身体能有效地降低癌症发生风险。

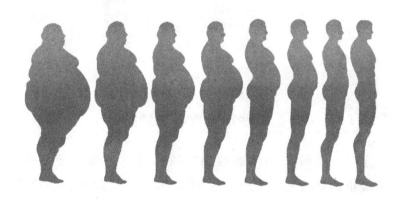

326. 肥胖与肿瘤有关系吗？

研究表明肥胖与绝经后乳腺癌、大肠癌、子宫内膜癌、食管癌、胰腺癌、肾癌、胆囊癌等 20 多种癌症相关。肥胖人群与正常体重人群相比，过量脂肪组织会带来较多激素和生长因子。高水平激素，如雌激素和胰岛素会增加部分肿瘤发生的风险。研究表明死于肿瘤的男性患者中有 0.06%、在女性中有 0.78% 与肥胖有关。

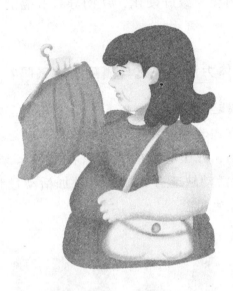

327. 为什么有些职业容易患肿瘤？

部分职业会因长期接触致癌物质，最终出现职业相关癌症，在我国确定的职业肿瘤有 8 种：①联苯胺所致膀胱癌；②石棉所致肺癌、间皮瘤；③苯所致白血病；④氯甲醚所致肺癌；⑤砷所致肺癌、皮肤癌；⑥氯乙烯所致肝血管肉瘤；⑦焦炉逸散物所致肺癌；⑧铬酸盐制造业所致肺癌。在我国死于癌症的患者中 2.7% 以上与职业性致癌因素有关。

328. 为什么身体会长"骨癌"？

目前为止恶性肿瘤确切的发病机制还未完全阐明，许多因素均参与恶性肿瘤的发生，如化学因素、放射性物质、病毒感染等。这些因素均能诱导"骨癌"，即恶性骨肿瘤的发生。

目前研究表明，细胞因子、基因缺失或过度表达、染色体结构或数目异常、信号通路的改变都参与了恶性骨肿瘤的发生和发展。某些细胞因子及基因与恶性骨肿瘤的生物学行为和**预后**有关，具有一定的特异性，但还没有发现恶性骨肿瘤发病机制特异的标记，探索其发病机制的道路仍很漫长。

329. 骨肿瘤发病与年龄有关吗?

年龄常是骨肿瘤的诊断依据之一。骨肉瘤一般发生在青少年，以股骨远端、胫骨及肱骨近端常见。尤文肉瘤多发生在青少年，以髋骨、股骨、肋骨、脊柱常见。软骨肉瘤常发生于中老年，长骨及骨盆多见。骨巨细胞瘤多发生在中年，而骨髓瘤及脊索瘤多发生在成年期。

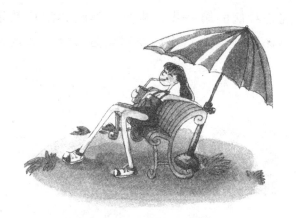

九、看病流程篇

330. 骨和软组织肿瘤初诊患者该挂哪个科的号？

　　骨与软组织肿瘤患者初次就诊，在肿瘤专科医院应挂骨科号，在有的医院是骨肿瘤科或骨软科。一般包括：除颅骨外所有的骨骼系统肿瘤；除头部及会阴部外所有皮肤、皮下、软组织肿物。腹腔、胸腔和盆腔内肿物一般应到腹部外科、胸科和妇瘤科就诊。

331. 如何选择就诊医院？

　　选择医院是看病的第一步，也是对诊断和治疗效果影响最大的。选择就诊医院应遵循：小病及时就近诊疗，大病选择二级以

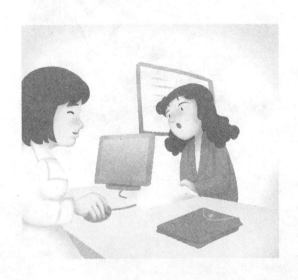

上医院。小病是指常见病、多发病，可以及时到就近的社区门诊或一级医院就诊。大病是指当病情较重，诊断疑难，疗效不明显时及时选择二级以上医院就诊。二级以上医院根据收治范围分为综合医院和专科医院。综合医院诊疗范围广，分科齐全。专科医院专门从事某一病种诊疗，专业性强。选择二级以上医院就诊的患者可根据自身的时间、经济状况、医院的口碑、医院的性质（公立、民营）、医院的级别、是否医保定点医院、地理位置的远近，以及对服务的要求等进行选择。

332. 如何在医院选择就诊科室？

综合性医院多按照疾病系统和人体部位分类，专科医院多按照治疗方法和疾病部位分类。患者可根据所患疾病的部位和所属系统选择就诊科室。但对同一部位或系统同时存在内外科不同治疗方法的问题，以肿瘤患者为例，没有做过手术治疗的初诊患者，根据病变部位可先选择外科手术科室就诊；已经手术后的患者或不能手术治疗的患者可选择放射治疗或化疗科室。患者在就诊前可以通过电话或网络查询各医院门诊科室设置，选择正确的就诊科室，避免挂错号。

333. 如何做好就医前的准备？

二级以上医院门诊出诊医生在出诊时间内必须接诊大量的患者，很难有充足的时间详细解答每一位患者提出的全部问题。患者在就诊前最好做一些准备工作，提前梳理好向医生介绍的病情，需要问医生的问题，这样既可以节省时间，又可以避免因临时考虑而疏漏某些重要的细节。此外，如果患者已在其他医院检查或治疗，应将已有的检查结果和病历资料带全，以便医生的进一步诊断和治疗。

334. 如何选择普通门诊和专家门诊？

目前多数医院都设立简易门诊、普通门诊、专科门诊、专家门诊及专业组门诊、特需门诊等，以满足不同层次的需求。建议初诊患者挂普通门诊，因为初诊时无论是专家门诊还是普通门诊，都要根据病情先让患者做相应的检验、影像检查，肿瘤性疾病还需要组织病理学检查才能确诊。患者复诊或有疑难疾病并且检查资料完善者可选择专家门诊。患者可根据医院专家介绍栏或网站上的专家介绍了解各专家的专业特长，结合自身病情选择适合的专家。

335. 选择哪种方式预约挂号？

为方便群众就医，提高医院医疗服务水平，各个医院均在开展不同的预约挂号方式来缓解患者挂号排队和候诊等待时间长的状况。预约挂号方式主要包括：电话预约、网络预约和自助挂号等方式。医院电话预约和网络预约方式多通过与第三方公司合作为患者提供方便，优点是有稳定的网络挂号平台，有大量的接线客服人员，解决患者排队挂号的困扰，但缺点是第三方公司客服人员缺少医学专业知识，患者在采取电话预约和网络预约前应了解医院的科室设置和挂号的号别。自助挂号是在医院挂号处、门诊大厅等显著位置放置的自助挂号机，方便患者在医院就诊后预约下次就诊时间。患者在就诊前应了解就诊医院的预约挂号方式和预约挂号号别，合理安排时间挂号就诊。

336. 如何进行电话和网络预约挂号？

现在许多城市、医院都建立了预约平台。有些城市建立了统一电话预约和网上预约挂号，有些医院有自己的预约系统。电话预约和网上预约挂号大多都采取实名制注册，用户首次预约必须注册就诊人的真实有效基本信息。电话预约可根据人工提示进行医院、科室、号别的选择来预约挂号，网络预约根据页面显示进行预约挂号。患者取号时须在规定时间内，出示患者本人身份证等预约凭证取号就诊。因为各地区、各医院电话预约和网上预约挂号方法均有不同，应事先了解。

337. 建立就诊卡、挂号须出示患者哪些身份证明的证件？

患者按规定必须用真实姓名挂号、就诊。凡到各医院就诊的患者须为实名制挂号，严禁使用非就诊患者的姓名建卡、挂号。在各医院办理就诊卡时，须出示患者身份证、户口本或驾驶证、老年证等有效身份证明进行建卡挂号。此外北京医保患者必须持北京医保社会保障卡办理就诊卡和挂号。

338. 什么是银医卡？银医卡开展哪些自助服务项目？

银医卡是一种为了方便患者挂号、就诊、付费的新模式。银行与医院合作办理的联名卡，具有普通银行卡的所有功能，还可以在医院网站预约挂号。银医卡开展的自助服务包括自助缴费、自助检查报告打印、自助信息查询等。

339. 医保患者就诊需要做好哪些准备?

医保患者到任何医院就诊首先必须携带医保卡（本），以证实医保身份，进行医保结账。否则，没有医保证明者会被默认为自费，造成费用无法报销。另外，就诊前应该详细了解各种医保规定，因为各种医保政策因地区不同、病种不同也会有所差异，要按照要求提前办理如转诊、特病等相关手续。

340. 为何要建立正式病案?

各地均实施门诊就诊手册，并在各医院均可使用。门诊就诊手册是由医生填写，对患者每次就诊情况、各项检查和用药情况的记录。如果患者需要住院治疗时，部分医院要求建立正式病案。患者根据各医院要求持患者身份证或有效证件填写病案首页建立正式病案。正式病案是对住院后患者病情和诊疗过程所进行的连续性记录。正式病案一般由医院病案室统一保管。

341. 做哪些检查需要提前做好身体准备?

患者为确诊病情需做各种全身和专科检查。许多检查都需要患者提前做好身体准备，例如血液检查前空腹，肠镜检查前需要提前做肠道准备和妇科 B 超需膀胱憋尿充盈等。患者可根据检查申请单或预约通知单上的要求认真做好身体准备。

342. 查体时发现某项肿瘤标志物结果偏高，该如何挂号？

肿瘤的诊断不能单独依靠肿瘤标志物的检查，单次肿瘤标志物升高的意义并不大，只有动态的持续升高才有意义。如果体检发现某个或某几个肿瘤标志物持续升高，那么应提高警惕。肿瘤标志物在不同系统的肿瘤有不同的表现，如 CEA 常出现在肠癌、胃癌；CA19-9 常出现在肠癌、胰腺癌；CA153 常出现在乳腺癌等。如果出现升高，则需要根据肿瘤标志物提示的病变进行进一步检查。部分医院还设立防癌门诊提供体检异常结果的咨询。

343. 医院里发的传单可信吗？

医院里发的传单不可信，候诊区里闲散人员传发的传单都是非法广告，严重扰乱了人们的视野，误导、欺骗了很多急于求医的患者。这些广告所宣传的医疗手段不仅没有及时为患者解除病痛，反而增加其经济负担，延误了病情的及时治疗。患者应清醒地识别违法医疗广告，谨防受骗上当。医院的宣传资料一般由佩戴医院标识的工作人员或存放在医院服务台、候诊区发放。

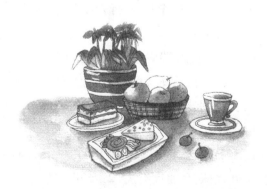

十、典型病例

病例一 骨肉瘤的保肢治疗病例

患者男性，17 岁。因"左膝下疼痛 2 个月，加重 1 周"入院。查体发现左膝关节下方较对侧稍肿胀，关节活动正常。左膝下方内侧可扪及一肿物，稍隆起，约 4.0cm×5.0cm 大小，固定，压痛。X 线片：左胫骨干骺端及胫骨近端内侧软组织肿块形成，内见斑片状及云雾状骨密度影，邻近骨皮质及髓腔未见明显破坏征象。MRI：左侧胫骨干骺端骨质破坏、骨髓腔侵犯及软组织肿物，范围长约 12cm，增强扫描呈不均匀明显强化，病变向上达胫骨平台下，向后侵犯胫骨后肌，未侵犯腘窝血管。

治疗情况：

2010 年 11 月 9 日在全麻下行左胫骨上段肿瘤切开**活检**术。术后病理（左胫骨上段肿瘤切开**活检**标本）：骨肉瘤，分化较好。

于 2010 年 11 月 24 日至 2010 年 12 月 31 日行表柔比星+顺铂方案新辅助化疗 2 周期，疗效评定 SD。

于 2011 年 1 月 13 日在全麻下行左胫骨肉瘤瘤段切除、人工膝关节置换、腓肠肌肌瓣转移修复术。术后病理（左胫骨上段肿瘤瘤段截除标本）：干骺端骨组织中仍可见分化好的骨肉瘤残存，瘤细胞轻度退变，符合轻度治疗后改变。肿瘤大小 6.0cm×3.0cm×2.5cm，累及骨髓，侵透骨膜达周围纤维组织，紧邻横纹肌。切缘未见肿瘤。

因为轻度治疗后改变，予以更换化疗方案，吡喃阿霉素+顺铂+异环磷酰胺+甲氨蝶呤辅助化疗 2 周期。

随诊情况：目前患者一般状况良好，定期复查。膝关节功能基本正常。

病例二　脂肪肉瘤治疗病例

患者女性，45岁。以"发现左小腿肿物8个月，**活检**术后3周"于2010年12月16日就诊。体格检查：左小腿中段后外侧可见手术瘢痕，长约2.5cm，愈合可。左小腿中上段后侧扪及肿物，大小约10cm×12cm，质地硬，界限不清，不活动，局部无压痛。左下肢肌力、感觉正常。病理切片经病理科会诊：考虑高分化脂肪肉瘤。左小腿MRI检查：左小腿肿物，可符合脂肪肉瘤。胸部CT检查：未见明确异常。入院诊断：左小腿脂肪肉瘤**活检**术后。患者于2010年12月21日在行"左小腿肿物扩大切除术"，术后恢复良好，左下肢运动、感觉无异常。术后病理结果：非典型性脂肪瘤性肿瘤、高分化脂肪肉瘤。伤口愈合后在放疗科进行术后放疗。后定期**随访**，未见肿瘤复发及转移。

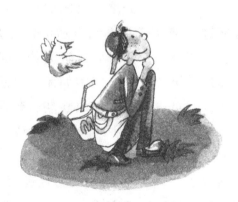

十一、名家谈肿瘤

增强"自我科学抗癌"意识

陆士新，著名肿瘤病理生理学专家，研究员，中国科学院院士

癌症已成为我国人群死因的首位，具有发病率高、死亡率高、治疗费用高等特点，因此，人们"谈癌色变"。目前，学术界普遍认为对癌症不要恐惧而要防治，癌症是"可防可治"的。肿瘤防治的关键仍然是要坚持以人为本、自我抗癌，实施预防为主、防治研相结合，大力做到肿瘤防治"三早"，即早期预防、早期诊断和早期治疗；"三早"是癌症"可防可治"的核心和基础。世界卫生组织也强调：三分之一的癌症是可以预防的，三分之一的癌症患者通过早期诊断并得到合适的治疗是可以治愈的；三分之一的癌症患者通过治疗，可以减轻痛苦，延长生命。人群的自我抗癌意识和信念至关重要，因为如无自身防癌意识，接触致癌因素而不自知，一旦患上癌症已成晚期，延误了病情。

控制癌症应当以早期预防为主，我们究竟应该怎样做才能实现"三早"呢？首先，我们要积极增强"科学自我抗癌意识"，注意在生活中远离致癌因素，并积极做到合理营养、适当运动、戒烟限酒、心理平衡等健康生活方式，自我预防癌症发生。近二十几年来，在我国食管癌、肝癌、胃癌等肿瘤高发区所进行的病因学调查研究的基础上，开展了国际上最先进的大规模人群预防研究，现在已取得可喜的成果，树立了癌症"可防"的典型，

并增强了我们对癌症可以预防的信心。

癌症的发生发展是多阶段逐渐演变的过程，在癌前病变和早期癌阶段就进行治疗是可以不发生癌症或可以被治愈的。什么是癌前病变呢？癌前病变是指人体组织中某些细胞在人体内外环境中的物理、化学、生物以及慢性炎症等刺激因素长期不停地作用下，细胞形态和分子组成发生有变成癌趋向的病理变化，再经过一段时间后，这种病变的一部分或少部分可能发展演变成癌。但是，癌前病变患者在去除物理、化学、生物以及慢性炎症等刺激因素，或给予化学干预（治疗），癌前病变可以被逆转为正常。"癌前病变"发展成侵袭性癌的过程一般需要 10 年左右的时间。如在林县我们发现食管上皮重度增生的人，经增生平治疗可以逆转为正常，成功阻断了重度增生上皮演变成癌。因此，预防及治疗癌前病变，对预防肿瘤有着积极意义。

癌前病变和器官组织的炎症与不典型增生密切相关，炎症往往伴随细胞重度增生（不典型增生，原位癌），我们已知的一些病变如：食管上皮重度增生、胃的瘢痕性溃疡、萎缩性胃炎、胃息肉、慢性支气管炎、肝细胞不典型增生、宫颈糜烂或息肉、乳房囊性腺病、乳腺导管内乳头状瘤、溃疡性结肠炎、结肠腺瘤及结肠息肉、膀胱黏膜上皮增生及化生、鼻咽部柱状上皮及不典型化生等都可视为癌前病变，上述的癌前病变的长期存在与发展就可能转变为癌症。因此，个人应积极治疗器官组织的炎症和严重增生性疾病是预防癌症的重要措施。

在生活中，我们究竟应该怎样做才能实现肿瘤的"早期发现，早期治疗"呢？首先，进行自查，要早期发现癌瘤，除医生的检查外，自我检查也是非常重要的。如乳腺癌等往往是自查发现肿块的，所以要经常进行自我检查。除自查外，要重视每年正规体检，体检也是"早期发现"癌瘤的重要途径。癌瘤"早期治疗"是非常重要的，它直接影响患者的生存；有研究表明：

肿瘤大小与手术后生存率密切相关，肿瘤直径越小相对生存率就越高，肿瘤直径越大相对生存率就越小。一旦发现肿瘤应及早到医院进行规范化治疗。但治疗肿瘤也不是什么治疗手段都用上才好，要防止"过度治疗"。

普及癌症知识是预防癌症的重要手段。在癌症防治工作中，要有更多的有关癌症方面的科学普及读物问世，以利于群众增强"自我科学抗癌"意识，来改变癌症不可预防和无法治疗的观点，并积极行动起来，做到"三早"，控制和预防癌症。

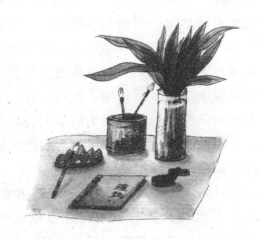

五十年来我国肿瘤防治工作的发展和体会

孙燕，著名肿瘤内科学专家，主任医师，中国工程院院士，中国医学科学院中国协和医科大学名医

回顾半个多世纪我国临床肿瘤学的发展，真有些沧桑之感。新中国成立初期，由于当时卫生的状况，肿瘤学不被重视。直到建国 10 年以后我国才开始重视肿瘤问题，并启动了比较全面的规划、建设和研究。我有幸在 1959 年调入肿瘤医院（当时称日坛医院），正好参加我国几位临床肿瘤学元老，吴桓兴教授（时任中国医学科学院肿瘤医院院长）、金显宅教授（时任中国医学科学院肿瘤医院顾问）和李冰教授（时任中国医学科学院肿瘤医院党委书记兼副院长）的领导下对我国临床肿瘤学的发展进行的讨论，并制定了以综合治疗为模式的发展方向。随之，就临床肿瘤学发展达成 4 项共识，即预防为主、中西医结合、基础研究与临床研究结合、综合治疗。虽然在今天，综合应用现有手段诊断、防治肿瘤已经深入人心，为国内外学术界所接受，但是这在当时的条件下就能准确把握总攻方向还是难能可贵和具有远见的。

在十年浩劫中肿瘤工作受到极大破坏。人员被下放，甚至连苦苦积累的病理标本都被埋掉。但在 1972 年周恩来总理冲破"四人帮"的阻挠，对肿瘤工作做出了重要指示：肿瘤是多发病、常见病；应当深入调查摸清我国的发病情况，并采取预防措施；结合我国具体情况和实践经验编写我国自己的参考书；大力开展高发区研究等等，明确了我国肿瘤学前进的方向，也成为我们开展工作的重要指导原则。

改革开放以后，我国临床肿瘤学事业得到了飞速的发展，各省市都建立了肿瘤医院，很多综合医院也成立了肿瘤科，研究工作也得到发展。

肿瘤内科治疗也已经有了很多进展，相当多的常见肿瘤，如滋养细胞肿瘤、急性白血病、睾丸肿瘤等，已经可以通过内科治疗达到根治；另一些常见肿瘤，如乳腺癌、肺癌、大肠癌、胃癌和骨肉瘤等，内科治疗也都占有相当重要的地位。此外，我们在肿瘤治疗理念方面已经有了很大进步，例如多种方法和途径的综合治疗、加强预防术后播散，特别是远处转移的内科辅助治疗研究、重视生存率和生活质量的提高等。

近10年来，不断有新的针对肿瘤受体、调控和生长关键基因的靶向药物问世，从分子、受体、信号传导等方面的研究把病因、预防和治疗很好地连贯起来。分子靶向治疗虽然在现阶段还不能完全替代传统的手术和放化疗，但其重大意义在于可以使治疗更具靶向性，更好地实现治疗个体化。而根据肿瘤的分子靶点决定治疗方案的策略与我国传统医学理论中的"辨证论治"和"同病异治、异病同治"不谋而合。靶点的诊断必然会成为未来肿瘤诊断以及个体化治疗方案制订的必要步骤。对患者的靶点监测也应该受到重视。

我们已经开始思考什么是我国临床肿瘤学的特点，其中包括：中西医结合，辨证论治——提高预见性；同病异治、异病同治——实现有的放矢；循证医学、规范化、个体化；扶正祛邪——重视宿主情况、基础疾病、免疫和骨髓功能重建等；治未病——重视预防、重视防止复发；以人为本——重视生活质量和远期结果等等。

最近，美国著名临床肿瘤学家 DeVita 在一篇题为"癌症研究200年"的文章中系统复习了有关肿瘤诊疗的进展情况。可以看出近百余年来人们对肿瘤的认识已经有了长足的进展和提高。在 20 世纪 70 年代由于综合治疗，儿童期白血病和霍奇金病的疾病特异性死亡率开始显著下降。在引入常见癌症（例如乳腺癌和结肠癌）的更好早期诊断和预防措施以及有效辅助治疗之后不久，总死亡率开始下降。所有癌症的 5 年相对生存率在通过《国家癌症法案》之前的 20 世纪 60 年代末为 38%，而现在为 68%。在美国，癌症总死亡率从 1990 年开始下降，自此以后总体已下降 24%。对 2015 年的直线推测提示，癌症死亡率的总绝对下降将约为 38 个百分点。所以，我们对制服肿瘤的前景应当是乐观的，但这无疑需要几代人艰辛的努力。

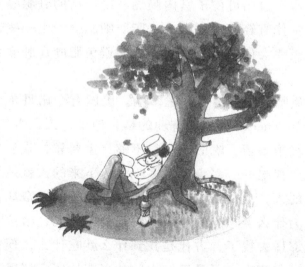

少吃多动　预防肿瘤

程书钧，著名实验肿瘤、肿瘤化学和遗传毒理学专家，研究员，中国工程院院士

科学研究表明，终身维持健康的体重是预防肿瘤最有效的措施之一。超标体重和过于肥胖，会促进某些肿瘤发生，包括食管癌、胰腺癌、结直肠癌、肾癌、子宫内膜癌和绝经后的乳腺癌。肥胖是这些肿瘤发生的非常重要的促进因素。肥胖和体重超标还会增加许多慢性病（如高血压、脑卒中、冠心病和 2 型糖尿病）发生的机率。肥胖会影响许多激素和生长因子的水平，肥胖人群胰岛素样生长因子 1、胰岛素和瘦素水平均升高，性激素在肥胖相关肿瘤中也起重要作用，因为脂肪组织是性激素合成的重要场所，性激素水平过高可使子宫内膜癌和绝经后的乳腺癌发病率增高。肥胖者常伴有轻度炎症状态，脂肪细胞会产生一些促炎性因子，而慢性炎症会促进肿瘤发生。因此避免肥胖在肿瘤预防中占有重要地位。

如何避免肥胖？关键在少吃多动。美国有个诺贝尔生理和医学奖获得者 Brenner 讲过一段有趣的事，他说，人在古代的时候，因为生活环境很艰苦，吃的东西很不够，主要靠打猎为生，所以他老是到处要找吃的。多少年、多少代传下来的人就是那些有很强吃的欲望的人，他们下丘脑逐渐形成老想吃的兴奋灶，这就是我们现代人为什么老想吃的原因。可是到了今天，诸位吃东西用不着像古代那样去找了，古代是找到什么就吃什么，现在你家里伸手就拿得到东西吃，可是我们大脑的兴奋灶还在那里，还叫我们吃、吃、吃，其实你肚子一点都不饿，只是为了满足这个兴奋

灶，你就老要吃，没有事的时候要吃，看电视也要吃，造成你营养过剩。储存过多的营养的最佳方式就是把它转化成脂肪（而不是蛋白质和碳水化合物），这种储存的能量可以很好去应对饥饿，这在古代艰苦的条件下是十分必要的，因此，过度营养转成脂肪而导致肥胖也是进化选择的结果。

导致超重的原因除吃的过多外，另一个原因就是体力活动太少。因此，合理必要的体力活动是极其重要的。研究表明，合理的体育活动，对预防和降低结直肠癌、乳腺癌、子宫内膜癌、胰腺癌、肾癌等都有良好作用。少吃多动，保持健康的体重和避免肥胖能预防和降低包括肿瘤在内许多慢性代谢疾病的发生，这是有深刻的科学道理的，是迄今为止科学上证明了的最有效的办法。人们生来就有点爱吃不爱动，我们懂得上述的科学道理后，就需反其道而行之。为了你的健康，预防肿瘤，少吃多动。

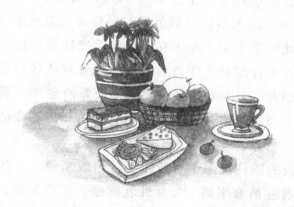

对癌症治疗的一点看法

殷蔚伯，著名肿瘤放射学专家，主任医师，中国医学科学院肿瘤医院放射科首席专家

一、癌症不再是不治之症

20 世纪初肿瘤患者的 5 年生存率只有 5%，身患恶性肿瘤几乎就等于死亡，因此人们谈癌色变。为此，人类开始致力于攻克肿瘤的研究，由于诊断及治疗技术的改进与发展，癌症患者的 5 年生存率在不断地提高，20 世纪 30 年代为 15%，60 年代为 30%。近半个世纪以来，随着 CT、MRI、PET-CT 等各种诊断设备与技术的应用与提高，促进了对肿瘤的早诊、早治；同时在治疗方面，无论是手术、放射治疗还是药物治疗都有了飞速的发展，至 20 世纪 90 年代肿瘤患者的 5 年生存率提高到 45%。2012 年美国癌症协会发表统计报告显示：1975 ~ 1995 年间在美国确诊的癌症患者治疗后 5 年生存率为 49%，而到 2001 ~ 2007 年提高至 67%。由于绝大多数肿瘤复发与转移发生在癌症诊治后的 5 年以内，因此医学上用 5 年生存率来表示癌症的治疗效果。对肿瘤患者来讲，生存超过 5 年以后再次出现复发或转移的机率就已经很低了，因此，5 年生存率常常也代表着治愈率。现在我国诊治癌症的水平与国外大体相当。我们有理由相信癌症的治疗结果将来会更好。所以说癌症不再是不治之症。

不同部位的癌症治愈率有所差别，一般来说，表浅的癌症较深部脏器的癌症治愈率高，如女性乳腺癌、子宫颈癌、男性前列腺癌等治愈率高，而肺癌、胰腺癌等的治愈率相对较低。同一种癌症的早期与晚期的治愈率也不一样。早期乳腺癌、子宫颈癌、

男性前列腺癌等患者的 5 年生存率可达 90%以上，显著高于晚期患者；即使是**预后**差的如肺癌、食管癌也同样是早期患者的生存率显著高于晚期。所以我们倡导早期发现、早期诊断、早期治疗。当有异常发现时应尽早去医院检查。现在不少医院开展了防癌普查服务，可定期去检查。

二、癌症不是急诊

著名的肿瘤学家吴桓兴教授不断的告诫我们癌症不是急诊，他的意思是不要一诊断癌症就仓促治疗，而是强调在治疗前应进行必要的检查，制订周密的治疗方案。因为癌症的首程治疗至关重要。首程治疗不当，往往很难补救。他形象地比喻为就像剪裁衣服一样，裁的不好，很难补救。当然，患者被诊断出癌症后必然很着急，但要沉着，进行必要的检查，有时需要多学科的会诊后再进行治疗。精心地战前准备是取得胜利的重要保障。

三、现代的肿瘤放射技术

放射治疗学发展虽然已有 100 余年的历史，但较医学发展史而言，其历史短，不为人们所熟知。作为一名放射治疗科的医生，我愿意介绍一下现代的放射治疗学。放射治疗主要用于治疗恶性肿瘤，是治疗恶性肿瘤的三大主要手段之一（即手术、放射治疗及药物治疗）。早期放射治疗是通过放射性同位素^{60}钴产生 γ 射线或由直线加速器产生高能 X 射线和电子线来完成，也叫二维放射治疗技术，照射范围只能产生不同大小的长方形和（或）正方形**照射野**。但肿瘤生长的范围并不规则，放射治疗在杀灭肿瘤的同时，大量的正常组织也受到损害，导致了相应的放疗并发症。同时，为了避免对正常组织及器官产生不能接受的并发症，有时不得不减少照射剂量，致使肿瘤局部控制率下降或照射治疗后肿瘤复发率增加。

由于影像技术及电子计算机的发展，放射治疗从二维走到三维及四维治疗技术，即三维适形放射治疗、调强放射治疗、影像引导下放射治疗及自适应放射治疗等。换句话说，更准确、更精确的照射，能更好地照射肿瘤、同时更少地照射周围正常组织，其结果是提高肿瘤的治愈率，降低对正常组织的副反应。这些新技术的优势在一些肿瘤的治疗方面表现突出，如头颈部癌、前列腺癌等等。同时，这些新技术带来的是要在治疗前作更多细致的工作，如先行 CT（或 PET-CT）定位，在 CT 图像的每一层面上勾画肿瘤及一些正常器官，要用计算机软件即治疗计划系统计算出最合适的方案，因而放射治疗准备的时间相对较常规放射治疗长。近年来，发展的立体定向放射治疗，对一些小的肿瘤能治愈而无显著的副反应，如早期非小细胞肺癌等。但应该指出的是，如同所有的治疗方法一样，放射治疗也有其局限性，它也不能治疗所有癌症，需要结合每种癌症的特点，联合手术、药物治疗等方法综合治疗进一步提高疗效。

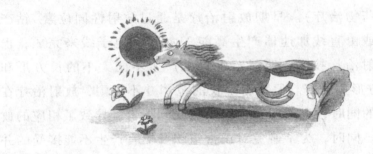

面对癌症作战的现代策略

储大同，著名肿瘤内科学专家，主任医师，中国医学科学院肿瘤医院内科首席专家

一、癌症的发生发展规律

在我们每个人的身体里，实际上都存在着不同的突变细胞。一旦身体的免疫监视功能不能发现、攻击这些突变细胞的时候，它就会由一个变两个，两个变四个，四个变八个，呈指数级增长，在很短的时间内就能变成肿瘤。直径 1.5 厘米的一个球形结节就已含有 35 亿癌细胞（3.5×10^9）了。这时候就可以被螺旋CT、核磁共振扫描、PET/CT 等先进的仪器发现了。大家想想 35 亿癌细胞是个很大的数量！一些患者来就诊时已是癌症晚期，肿瘤细胞的计数远远超过这个数量，甚至能按斤计，肿瘤细胞数长到 12 次方，人就牺牲了。我们平常治疗肿瘤怎么治？早期可以切除，争取治愈。但当肿瘤细胞数量到 11 次方时已经转移得到处都是，没有切除的机会了。这时就应该使用有效的全身治疗手段，如化疗、靶向治疗、生物免疫治疗等，把肿瘤细胞的数量杀到 10^9 数量级以下，再想法不让它抬头。如果原发肿瘤在肺，我们称之为肺癌，可能转移到肝脏，也可能转移到骨头、转移到脑部。但是这里应该走出一个误区，癌细胞转移到肝脏的时候不能叫肝癌，只能说是肺癌的肝转移，以此类推。转移到全身各处以后，癌细胞总数量达到 11、12 次方时那是非常晚期的，因此，我们特别强调，肿瘤要早期发现，早期治疗。

二、不要谈化疗就色变，你有机会重振免疫力

一旦到了晚期，是否就完全不能治愈，就只能放弃了？当然

不是！其实，得了肿瘤，打仗的战略设计非常重要！怎么掌握好治疗手段-肿瘤组织-机体免疫力的三点平衡是一个极其重要的方面。很多人一听化疗都谈虎色变，觉得不能做。实际上我们要分析，肿瘤能够抑制机体免疫功能，肿瘤发展得越严重越抑制免疫功能！反过来，免疫功能提高了也能抑制肿瘤。比如放疗和化疗，既能够攻击肿瘤，对自己的免疫功能也是打击。所以治疗中机体的免疫功能跟治疗手段、肿瘤之间是三点平衡的关系。你不能光看放、化疗对身体的伤害。肿瘤被消灭以后，肿瘤对免疫功能的抑制就自然而然解除了。而放、化疗结束后它们对免疫功能的伤害也立即解除。所以我们任何一位患者在治疗时一定要把三点平衡的关系分析好。手术作为重要的治疗手段把肿瘤的大本营切掉，肿瘤细胞的数量急剧下降，对免疫功能的抑制一下子就被解除了。这时候再用放疗、化疗，进一步消灭残存肿瘤，虽然对免疫功能可能造成一定程度的暂时性抑制，但把肿瘤消灭以后，使肿瘤细胞的数量更进一步减少，这样肿瘤对免疫力的抑制更进一步得到解放。细细掂量如果用各种手段把转移灶中癌细胞总数减少到 3.5×10^9 以下，身体是完全有机会恢复免疫功能的！

三、利用高科技时代优势与肿瘤长期和平共处

对癌症作战的现代战争是建立在常规武器和信息网络系统高度协同配合的战略设计之上的。即科学合理地将手术、化疗、放疗与生物靶向治疗、免疫治疗、中医药治疗等有机地结合，达到全歼肿瘤并长期压住肿瘤的发生细胞（干细胞），使其永不抬头。之所以很多人的晚期肿瘤被治愈，就是因为将肿瘤细胞数量消灭到35亿左右后，再通过各种手段压住肿瘤干细胞并将免疫功能恢复到患肿瘤之前的状态。这时候残留肿瘤细胞的数量和机体免疫功能实际上已经达成了一个新的平衡状态。而这种平衡状态，在分子靶向治疗的时代，你如果有能力、有信心去努力，在医生的帮助下是完全可以争取实现的。也就是说，到那时你的机体与肿瘤已经成了长期和平共

处的双方，而这种状态经过努力完全可能持续一辈子。

分子靶向治疗是近年来的新生事物。由于科学家们发现了很多癌基因能驱动肿瘤的生长，因此就把它们叫做驱动基因。可喜的是也有很多新药能针对这些基因起到抑制作用，有效率都能在50%~70%，控制率都能达到80%~95%，均远远超过化疗。目前临床常用的分子靶向药物也已经有十几种。即使没有驱动基因存在的肿瘤，用一些影响微环境的靶向药物把它们的信号传导通路阻断，也能配合化、放疗作战而大大提高它们的疗效。

国际上有资料显示有些老人去世时不是因为肿瘤死亡，而是因为糖尿病、心血管疾病等原因。但在做尸检时却发现这些老人中很多人患有乳腺癌、前列腺癌等恶性肿瘤，但他们并不是死于癌症，而是死于其他疾病，这些人体内的癌细胞恰恰处于35亿左右的数量。这说明什么问题呢？说明他们生前有能力长期与这些癌症抗衡，达到一辈子和平共处的目的。在当代高科技发展的分子靶向治疗时代，就更具有做到这点的物质基础了。展望未来，让谈癌色变即将变成历史吧。

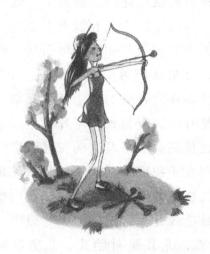

防治肿瘤，从改变自己做起

唐平章，著名头颈肿瘤外科专家，主任医师，中国医学科学院肿瘤医院前院长

说起肿瘤，大家心里不免咯噔一下，说是"谈癌色变"恐怕也不为过吧。虽然目前对肿瘤的诊治水平已经有很大提高，总体上一半以上的恶性肿瘤患者能够被治愈，但离彻底攻克它还有很长的路要走。下面结合我个人30余年的临床经验，就肿瘤预防、诊治谈一些自己的看法。

肿瘤有恶性和良性之分，良性肿瘤一般不会对生命造成太大损害，恶性肿瘤也就是我们通常说的癌症。癌症是人体生长到一定时机体细胞发生转化引起的肿瘤，生长不受限制而且容易出现转移，即使治疗后也可能复发。癌症病因复杂，其发生有些协同因素，它们或单独引起或加速癌症的发生。这些因素包括烟酒刺激、电离辐射、不当的生活方式和饮食习惯等。预防癌症的第一步就是减少这些因素的刺激。如吸烟可引起口腔癌、喉癌、肺癌等多个脏器肿瘤，过量饮酒可引起口腔癌、下咽癌、食管癌等，而长期食用腌制食品和食管癌的发生关系密切。特别是大量烟酒刺激，临床上可见有的患者每天喝半斤到一斤酒，吸 1~2 包烟。下咽和食管黏膜在长期刺激下发生病变导致癌症的多点发生。电离辐射虽然普遍存在于我们生活当中，如医院的 X 线检查、CT、核素扫描、家庭装修中的不合格石材等，我们也基本上不会想到过多接触会对自身造成什么影响，但甲状腺癌、白血病的发生与它的确有明显关系，尤其是对胎儿、儿童影响最大。1986 年，前苏联切尔诺贝利核事故就是个例证，事故发生后的二十年间，

该地区周边儿童的甲状腺癌发生率升高了几十倍。还有不良的饮食习惯，如吃饭太快、经常吃烫得食物、偏食、不爱吃水果等，均会对上消化道黏膜产生不良影响。预防癌症，还要保持健康向上的生活态度，经常锻炼身体，培养乐观的心态。积极乐观的情绪可以调节因压力而分泌的皮质醇和肾上腺素等激素的水平，增强机体免疫力。而有积极乐观心态的人身心更健康，死于心血管疾病的机率更低，肺部功能也更健全。预防癌症，应当定期体检，做到早诊、早治。有些癌症也有一定遗传性和家族性，癌症患者的子女较普通人得癌的机率更大，因此应当定期**筛查**，发现后尽早处理，治疗效果也会比较理想。

如果已诊断明确是癌症，应当如何应对呢，有四点建议提供给大家：

首先，建议初次就诊患者应当在有肿瘤治疗经验的正规医院就诊，切莫病急乱投医。对肿瘤的初次治疗十分关键，但由于国内医疗条件地区差异较大，不规范治疗屡见不鲜，患者可能因此而遭受多次治疗的苦痛，疗效一次比一次差。此外，误信游医、偏方、小广告，这些常常含有"包治""不用手术、放化疗""即刻缓解痛苦""祖传秘方"等诱人宣传，经常散布于医院周围，不仅给上当者造成经济巨大损失，更重要的是贻误最佳治疗时机，早期变晚期，能治疗的变成不治之症。目前治疗肿瘤的主要方法包括手术、放疗、化疗、分子靶向治疗等，主要根据患者的个体状况，肿瘤的部位、类型、分期采用不同的治疗方法。如早期喉癌可采用单纯手术、单纯放疗或激光治疗的方法，而晚期喉癌应用手术和放疗相结合的综合治疗；绝大部分甲状腺癌可单纯手术治疗，无需放、化疗，如病变侵犯广泛时可在甲状腺全切除后行[131]I核素治疗。不同肿瘤均有一定的诊治规范，我院的综合查房制度更加保证这些患者得到个体化、科学、合理和有效的治疗方案。综合查房制度是我院针对复杂、疑难或需要多学科共同讨论的病例，召集包括外科、放疗科、肿瘤内科、诊断科、病理科医师一起研讨确定治疗方案的查房制度，特别是针对像下咽癌、乳腺癌、肺癌等这些需要多学科综合治疗的病种，在查房过程中确定患者的肿瘤范围、手术切除范围、功能重建方法、放化疗时机等等，使得患者在开始治疗前就确定了完整的治疗方案。

其次，肿瘤患者治疗时应做好家庭内部计划，安排好人员和经济保障。治疗肿瘤时间短则一两周，长则数年，通常为1~2个月。治疗时应安排好家人进行照顾和护理，家人的陪伴和呵护也是对身心遭受癌症折磨患者的一种安慰。虽然说现在来看病不至于砸锅卖铁、出卖房子家当，全民医保也覆盖了中国90%以上的人口，但治疗肿瘤的费用在几千至数百万不等，诊断措施有廉、有贵，一些化疗药物每个疗程都在几万以上，对一个普通家庭也是一笔不小的花销，因癌致贫常有发生，所以应当根据患者家庭经济状况量力而行，不要影响家庭其他成员的基本生活保障，医生们也会根据患者家庭的实际情况制订相对合理的诊治方案。

再次，肿瘤患者治疗后应坚持定期复查，因为肿瘤治疗失败50%以上是因为复发引起，而复发多在治疗后的5年之内，部分复发患者还可通过治疗达到根治效果，因此建议治疗后1~2年内每3个月复查1次，2~5年内每半年复查1次，5年以上的患者每年复查一次，坚持严格的复查制度是提高治疗效果的另一保证。

最后，对于某些特定肿瘤，肿瘤患者应习惯和学会与瘤共存，调整心态，提高生活质量。临床表现最突出的是结节性甲状腺肿（良性），目前甲状腺肿瘤的发病率全世界都在升高，特别是结节性甲状腺肿，由于其生长缓慢，可以几年甚至几十年缓慢生长，对患者的生活及工作影响不大，而手术治疗又不易彻底切除，还存在复发可能，因此临床目前均建议观察，不必要手术。

患者应该调整心态，做到和肿瘤"和平共处"。另外，还有一些特殊类型的肿瘤，如腺样囊性癌，容易出现远处转移，也是生长缓慢，对放、化疗并不敏感，临床上尚没有行之有效的治疗措施，但肿瘤的发展非常缓慢，这段时间非常长，因此患者应当学会坦然面对，提高这段生活质量，千万不要自己吓唬自己。

总之，肿瘤的防治都要必须从改变自己做起，谚语说"自助者，天助之"也就是这个意思，不仅要保持乐观向上的心态，健康良好的生活方式，尽量节制烟酒等不良刺激，更要在患病后保持清醒的头脑，做好长期抗癌的准备，在正规的医院制订科学合理的治疗方案，并定期**随访**。相信这些措施一定能达到目前最好的治疗效果！

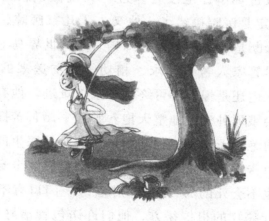

勇气创造奇迹 科学铸造明天

赵平，著名腹部肿瘤外科专家，主任医师，全国政协委员，中国医学科学院肿瘤医院前院长

刘晓林先生是一位优秀的教师，他培养的学生可谓桃李满天下。然而，这位受人爱戴的人却突遭横祸，使他陷入苦难之中。去年过生日，一杯酒下肚，刘晓林先生感到胃部灼痛。他的一个学生安排他去一家医院做检查，这位学生是这家医院的院长，为老师跑前跑后。做胃镜时发现老师的胃窦部有溃疡，**活检**病理证实是腺癌。尽管她没有告诉老师真相，刘晓林先生还是从那张苦笑的脸上发现了破绽。刘晓林先生偷偷从病例中看到那些可怕的字眼，犹如晴天霹雳，晕倒在医院。他不能相信自己得了癌症，他一生没有做过坏事，也没有休过一天病假，怎么会"突然得了癌症？"一定是医院搞错了。他又去了几家医院，医生们都说第一医院的诊断是准确的。刘老师顿时觉得世界马上陷入黑暗与恐怖之中。尽管家人苦苦相求、相劝，朋友送来的补品堆满房间，刘晓林先生还是惶惶不可终日，茶饭难进。他有时觉得如果不吃饭也许会饿死肿瘤，他整天抱着肿瘤书籍苦苦探寻，祈望找到治疗癌症的绝招。然而，他却始终没有听从医生的劝导去做手术治疗。表姐告诉他，"癌症一做手术就会扩散全身。你姐夫要是不做手术也不会死的那么快！"肿瘤医院门口有不少"热情的人"推荐治疗癌症的祖传秘方，他们许诺包管治好刘老师的病，还向他出示已经治愈癌症患者的心得体会。刘老师彻底迷茫了，在困惑中花掉几万块钱也没有觉得见效。有个得甲状腺癌的同学已经活了 5 年，在他的劝导下，刘晓林去青海的一个寺庙求助保

佑，据说不少癌症患者喝了那里的"圣水"后癌症消失了。折腾了几个月，有一天刘晓林发现大便呈柏油状，同时他感到心慌、气短，家人看他面色苍白，出冷汗，把他送进医院，送进手术室。手术中发现胃癌已经扩散，并转移到肝脏。最佳的治疗时机不幸被错过了。

导医的忠告：癌症的发病率受社会发展的影响在继续上升，尤其是人口老龄化和工业化进程导致癌症的新发人数与年俱增。当我们不幸患了癌症，重要的是不能被吓倒。癌症是可以治愈的，世界卫生组织提出 40% 的癌症通过早诊、早治可以治愈，可以长时间生存。因此，癌症不等同于死亡。刘老师如果得知患高血压、糖尿病，他不会面临天崩地裂的恐惧，更不会丧失理智乱投医。然而，值得注意的是现在癌症已经正式被列入慢性非传染性疾病的系列，说明许多人认为得了不治之症，被死亡的阴魂吓破了胆。美国发现在尸检时许多人患有癌症，生前没有症状或没有被诊断，说明即使身体内有肿瘤，与瘤共存也不是天方夜谭。癌症是恶魔，但是与其吓死，不如抗争求活。最近 20 年，恶性肿瘤的诊治有跨越式进步，放射治疗设备的进步使恶性肿瘤的放射更加精确和有效；放射治疗的治愈率不断提高。肿瘤内科治疗也努力规避化疗对于全身的副作用；靶向治疗的效果不断创造出惊人的奇迹。外科手术仍是肿瘤治疗的首选方案，外科对器官的人文保护使许多患者减少残疾和心理伤害。多学科的综合治疗使治疗的方案更加合理、更加有效。作为肿瘤专科医生，我们可以说许多肿瘤已经能够治愈。虽然，对于刚刚发现肿瘤的患者，医生常常按家属的意愿用善意的"谎言"掩饰病情真相；但是并不等于医生失去治愈的信心；我们的经验不仅已经可以让许多患者得到长期的生存，而且我们已经注意到关注肿瘤患者的生活质量。保留乳房的乳腺癌手术、保留肛门的直肠癌手术都已经在临床广泛应用。微创治疗也大大减少患者的创伤而达到治疗的效果。北京的抗癌乐园有上万名会员都是癌症患者，他们不仅一起抗争癌症，而且他们还组织文艺活动、体育锻炼改善身体机能，调节心理状态，使越来越多的肿瘤患者赢得生存，也享受了生存的质量。抗癌是一场没有硝烟的战争，争取活下去，能够赢取第二次生命的人就是英雄。勇气创造奇迹，科学铸造明天。

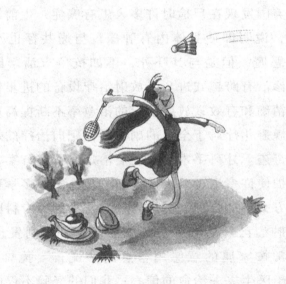

十二、名词解释

1. **备皮**：手术前将手术部位按要求剃除体毛及清洁局部皮肤，以减少术后感染的机会。

2. **表皮生长因子受体（EGFR）**：指正常上皮细胞/或来源于上皮组织的肿瘤细胞表面表达的一种蛋白质。它与血液中或肿瘤细胞自身分泌的一种叫做表皮生长因子的物质具有配对结构，能被表皮生长因子识别并和它结合，因此叫做表皮生长因子受体。

3. **冰冻检查**：又称冰冻切片检查，即手术中将切下的组织经低温快速冷冻后行快速病理检查，是绝大多数疾病在手术中明确诊断的方法，大约30分钟即可出结果。

4. **肠道准备**：检查或治疗前需要做肠道的清洁准备工作。

5. **常用抗心律失常药物**：有奎尼丁、普鲁卡因胺、普罗帕酮（心律平）、维拉帕米（异搏定）、普尼拉明（心可定）、阿替洛尔（氨酰心安）、氧烯洛尔（心得平）等。

6. **触诊**：医生用手指或触觉为患者进行体格检查的方法。

7. **电解质紊乱**：是指血液中的离子，如钾、钠、碳酸氢盐、钙、镁、磷、氯出现异常升高、降低或比例失衡。出现电解质紊乱后患者会出现一系列不适症状。

8. **放射性浓聚**：指病变部位摄取放射性药物高于正常组织。

9. **非实体肿瘤**：经影像学检查及触诊无法看到或扪及到的肿瘤，如白血病等。

10. **分子影像学**：是近年来出现的交叉学科，它将分子生物学和影像医学有机结合，在分子及细胞水平研究疾病的发生、发展、转归。

11．芬太尼族：包括芬太尼、阿芬太尼、苏芬太尼和瑞芬太尼等药物。

12．辐射损伤：指由电离辐射所致的急性、迟发性或慢性的机体组织损害。

13．富含维生素 B_{12} 的食物：包括肉类食物，但植物性食品中基本不含维生素 B_{12}。

14．富含维生素 B_1 的食物：有豆类、坚果类、芹菜、瘦肉、动物内脏、小米、大白菜、发酵食品等。

15．富含维生素 B_2 的食物：有动物内脏、猪肉、小麦粉、大米、黄瓜、鳝鱼、鸡蛋、牛奶、豆类、油菜、菠菜、青蒜等。

16．富含维生素 B_6 的食物：有鸡肉、鱼肉、牛肉、燕麦、小麦麸、麦芽、豌豆、大豆、花生、胡桃等。

17．富含维生素 C 的食物：主要是新鲜的蔬菜和水果，如西红柿、青菜、韭菜、菠菜、柿子椒、柑桔、橙子、柚子、红果、葡萄等。

18．富含维生素 E 的食物：有各种油料种子及植物油，如麦胚油、玉米油、花生油、芝麻油、豆类、粗粮等。

19．富含维生素 K 的食物：有牛肝、鱼肝油、蛋黄、乳酪、海藻、菠菜、甘蓝菜、莴苣、香菜、藕等。

20．干性脱皮：是指皮肤的轻度放疗反应，表现为受到照射部位的皮肤出现鳞屑样的表皮脱落，脱落处皮肤干燥，没有渗出。

21．高蛋白、易消化和易吸收的食物：主要包括巧克力、酸奶、蛋白粉、豆腐、鱼肉等食物。

22．高危因素：是指患某种疾病危险性高的因素，该因素与疾病的发生有一定的因果关系，当消除该因素时，疾病的发生机率也随之下降。

23．根治性放射治疗：能达到治愈肿瘤的目的，患者接受放射治疗后有希望获得长期生存的结果。

24. 功能影像学：可以评估脏器某些功能的影像学检查手段，如 PET-CT 等。

25. 骨髓抑制：是指骨髓中的血细胞前体的活性下降，导致外周血细胞数量减少，是化疗药物的常见毒副反应。实验室检查表现为白细胞减少、血红蛋白降低、血小板减少。

26. 过敏反应：是指已免疫的机体在再次接受相同物质的刺激时所发生的反应。反应的特点是发作迅速、反应强烈、消退较快。表现为胸闷、心悸、呼吸困难、瘙痒、皮疹等。

27. 含钾食物：含钾丰富的水果有草莓、柑橘、葡萄、柚子、西瓜、香蕉、番茄、硬柿、龙眼、香瓜、枣子、橙子、芒果等。含钾比较丰富的蔬菜有菠菜、山药、毛豆、苋菜、大葱等。

28. 含维生素 A 的食物：有动物肝脏、奶、胡萝卜、西红柿、柿子、鸡蛋等。

29. 含纤维素食物：蔬菜类食物富含纤维素，如笋、辣椒、蕨菜、菜花、菠菜、南瓜、白菜、油菜等。

30. 含锌食物：食物中含锌较多的有牡蛎、胰脏、肝脏、血、瘦肉、蛋、粗粮、核桃、花生、西瓜子等。

31. 缓释制剂：指口服后能够按照要求缓慢地非恒速释放药物，与相应的普通制剂比较，给药频率至少减少一半或有所减少，且能显著增加患者的顺应性或疗效的制剂。

32. 活检：活体组织检查简称"活检"，是指应诊断、治疗的需要，从患者体内切取、钳取或穿刺等取出病变组织，进行病理学检查的技术。

33. 基础代谢：指人在安静状态下的代谢状态。

34. 假阳性：指由于多种原因造成将阴性结果误判为阳性，而假阴性则是指将真正的阳性结果误判为阴性。临床上应用的任何技术都很难做到 100% 正确，故偶尔会有假阳性或假阴性的结果。

35．**假阴性**：某项检查的结果实际上应该是阳性的，但由于操作、仪器、个人身体特性等原因导致结果呈阴性。

36．**禁忌证**：指不适宜于采用某种诊断或治疗措施的疾病或状况。

37．**巨噬细胞集落刺激因子**：是一种促进人体造血细胞增殖和分化的细胞因子，具有刺激粒细胞、单核巨噬细胞成熟，促进成熟细胞向外周血释放，并能促进巨噬细胞及嗜酸性细胞的多种功能。临床主要用于预防和治疗肿瘤放疗或化疗后引起的白细胞减少症、预防白细胞减少可能潜在的感染并发症，以及促进因感染引起的中性粒细胞减少的加快恢复。

38．**开放性手术**：即传统的开刀手术，用刀从身体表面逐层切开，显露要手术的部位，通常伤口较大，创伤也较大，瘢痕大。开放性手术是相对于腔镜手术来讲，腔镜手术伤口相对要小很多，愈合也较快，损伤小。

39．**抗血小板聚集**：是指有抗血栓形成的作用。

40．**控释制剂**：是通过定时、定量、匀速地向外释放药物的一种剂型，它能使药物在血液中的浓度恒定，没有波动现象，从而更好地发挥疗效。

41．**淋巴结清扫术**：指切除某种恶性肿瘤易于发生转移或已经发生转移的某部位淋巴组织及周围的脂肪、神经、血管等组织的手术。

42．**咯血**：是指喉部、气管、支气管及肺实质出血，血液经咳嗽由口腔咯出的一种症状。

43．**弥散性血管内凝血（DIC）**：是指在某些致病因子作用下凝血因子和血小板被激活，大量可溶性促凝物质入血，从而引起一个以凝血功能失常为主要特征的病理过程（或病理综合征）。在微循环中形成大量微血栓，同时大量消耗凝血因子和血小板，继发性纤维蛋白溶解（纤溶）过程加强，导致出血、休克、器官功能障碍和贫血等临床表现的出现。

44．免疫组化：是应用免疫学基本原理——抗原抗体反应，即抗原与抗体特异性结合的原理，通过化学反应使标记抗体的显色剂（荧光素、酶、金属离子、同位素）显色来确定组织细胞内抗原（多肽和蛋白质），对其进行定位、定性及定量的研究，称为免疫组织化学技术。

45．凝血功能：人的血液有自动凝固的功能，如正常情况下人受到外伤导致出血时，血液会自动凝固而止血。而某些血液病患者，血液中的促进血液凝固的因子发生异常，可出现出血不能自止的情况。

46．弱阿片类药物：抗镇痛作用弱的阿片类药物，以可待因为代表。

47．筛查：是指通过询问、查体、实验室检查和影像学检查等方法对"健康人"针对某种或某些疾病有目的进行的检查，是早期发现癌症和癌前病变的重要途径。

48．神经毒性：通常是指药物的副作用。是指药物或治疗（如放射治疗）除了正常的治病作用外，对人体神经系统所带来的损伤。

49．肾毒性：临床表现轻重不一，轻度时可为蛋白尿和管型尿，继而可发生氮质血症、肾功能减退，严重时可出现急性肾衰和尿毒症等。肾毒性可为一过性，也可为永久性损伤。可导致肾毒性的常见药物有某些抗菌药、抗肿瘤药、解热镇痛抗炎药、麻醉药、碘化物造影剂、碳酸锂等。

50．生化全套：是指用生物或化学的方法来对人进行身体检查，生化全套检查内容包括：肝功能（总蛋白、白蛋白、球蛋白、胆红素、转氨酶）；血脂（总胆固醇、甘油三酯、高和低密度脂蛋白）；空腹血糖；肾功能（肌酐、尿素氮）；尿酸；乳酸脱氢酶；肌酸激酶等。

51．**生命体征**：是用来判断患者的病情轻重和危急程度的指征，主要包括有体温、脉搏、呼吸和血压，是维持生命基本征候，是机体内在活动的客观反应，是衡量机体状况的重要指标。

52．**适应证**：指某一种药物或诊断治疗方法所能诊断治疗的疾病范围或疾病状态。

53．**随访**：指医生在对患者进行诊断或治疗后，对患者疾病发展状况、治疗后恢复情况等继续进行追踪观察所做的工作。

54．**听诊**：是医生用耳或听诊器来探听人体内自行发出的声音来判断是否正常的一种诊断方法。

55．**痛阈**：是指引起疼痛的最低刺激量。痛阈的高低因人而异，且受多种因素影响，比如年龄、性别、性格、心理状态以及致痛刺激的性质等。

56．**透皮给药**：是指将药物涂抹或敷贴于皮肤表面，并通过皮肤吸收药物的一种给药方法。

57．**望诊**：医生运用视觉，对人体以及排出物进行有目的地观察，以了解健康或疾病状态。

58．**围手术期**：是指从患者决定接受手术治疗开始，直至手术后基本康复的全过程，时间在术前 5~7 天至术后 7~12 天。

59．**胃肠道反应**：本书中胃肠道反应多是指化疗药物常见副作用之一，主要表现为食欲减退、恶心、呕吐、腹胀、腹泻等。

60．**误吸**：误吸字面上讲就是错误的吸入呼吸道。吸入物可以是液体、食物、异物等，如果手术，吸入物则是胃内容物，如胃液、食物等可因呕吐而被吸入呼吸道，造成呼吸道阻塞、吸入性肺炎，甚至窒息等严重后果。

61．**纤溶酶原激活物**：是由血管内皮细胞合成、分泌、不断释放入血液一种单链糖蛋白，是凝血系统重要的监测指标。人体血液中组织纤溶酶原激活物正常值为 0.3~0.5U/ml（发色底物法）。其临床意义为：降低：提示纤溶活性降低。见于血栓前状态和血栓性疾病，如动脉血栓形成、深部静脉血栓形成、缺血性脑卒中等。升高：提示纤溶活性亢进，见于原发性和继发性纤溶亢进，如弥散性血管内凝血、急性早幼粒细胞白血病、肝病、冠心病、高脂血症、应激反应等。

62．**纤维蛋白溶解系统**：血液凝固过程中形成的纤维蛋白被分解液化的过程称纤维蛋白溶解。纤维蛋白溶解的激活物（纤溶酶原和纤维蛋白溶解酶即纤溶酶）和抑制物以及纤溶的一系列酶促反应，总称为纤溶系统。

63．**血管内皮生长因子（VEGF）**：是指一种能够刺激血管内皮细胞生长、形成新生血管的蛋白质。

64．**血生化检查**：检测除血细胞外存在于血液中的各种离子、糖类、脂类、蛋白质以及各种酶、激素和机体的多种代谢产物的含量的检查。

65．**严重血液学毒性**：是指药物对血液系统的毒性作用达到Ⅳ级（出现血红蛋白$<6.5g/dl$、白细胞$<1.0×10^9/L$、中性粒细胞$<0.5×10^9/L$、血小板$<25.0×10^9/L$等改变）。

66．**药代动力学**：是定量研究药物在生物体内吸收、分布、代谢和排泄规律，并运用数学原理和方法阐述血药浓度随时间变化的规律的一门学科。

67．**要素饮食**：一种化学精制食物，含有全部人体所需的易于消化吸收的营养成分，包含游离氨基酸、单糖、主要脂肪酸、维生素、无机盐类和微量元素。主要特点：无需经过消化过程即可直接被肠道吸收和利用，为人体提供热能及营养。

68．**一过性失眠**：又称临时性失眠，是一种持续一段时间后可自行缓解的睡眠障碍。它不同于"失眠症"，多半是由心理上或精神上的原因引起，一旦消除了引起失眠的原因，就可以恢复至平日的睡眠状态。

69．乙肝两对半：是检查乙肝病毒感染的血清标志物。常用的乙型肝炎病毒免疫学标志物包括表面抗原、表面抗体、e抗原和e抗体、乙肝核心抗体五项，因前四项为两对抗原和抗体，加上乙肝核心抗体，故称为两对半，又称为乙肝五项。其检查意义在于：检查是否感染乙肝及感染的具体情况。

70．应激状态：指人体在受到刺激之后作出的反应，以便适应这个刺激变化的环境。这时候的状态称应激状态。

71．优质动物蛋白质：动物性食物中含有优质蛋白质、铁、锌、维生素 B_2 等，但缺乏维生素 C，钙的含量也少。

72．预后：指预测疾病的可能病程和结局，只是医生们依据某种疾病的一般规律推断的一种可能性，这种可能性通常是指患者群体而不是个人。

73．照射野：在患者接受放疗前，医生会通过 CT 扫描进行病灶部位定位，通过电子计算机计算、规划后会在患者身体表面划定一个将要进行放射治疗的照射范围，这个被划定的区域就叫照射野。

74．脂肪血：大量脂肪进入血液形成乳糜微粒，使血液呈浑浊状，严重时血液似米汤样。又称为乳糜血。

75．职业危险暴露：指由于职业关系而暴露在某种危险因素中，从而有可能损害健康或危及生命的一种情况。

76．中度有氧活动：在运动过程中，人体吸入的氧气大体与需要的氧气相等，也称等张运动，如步行、慢跑、游泳、骑自行车、跳绳、上下楼梯、健身舞等。

77．种植：体腔内器官的恶性肿瘤侵及器官表面时，瘤细胞可以脱落，像播种一样种植在体腔内其他部位而形成的转移性肿瘤病灶。